脳がみるみる
元気になる

早口ことば
遅口ことば

宝島社

はじめに

頭の回転もお口の回転も上がる！『早口ことば・遅口ことば脳活性法』

「人と話すことが少ない」
「言いたい言葉が出てこない」
「『えーと……』が多い」
「さっき聞いたことをもう忘れている」

一度や二度は誰しもが経験していることではないかと思います。このような自覚症状がある人は、頭の回転が悪くなって、お口の回転数も下がっているのです。

とくに、日夜、黙々と働いている人、言われるままに仕事をこなしている真面目な人は要注意なのです。

その理由は、３つあります。

①脳の酸素不足
②口を動かさない
③自発的に行動することが少ない

この3つが持続するとおのずと頭の回転が悪くなります。すなわち、頭の回転が下がると、お口の回転も下がるし、お口の回転が下がっても、脳の血流循環が悪くなって頭の回転が下がるのです。

私は脳内科医として、これまで1万人以上の脳を診断・治療してきました。幼少のお子さんから90歳を超える超高齢者まで、ＭＲＩ脳画像診断で人それぞれの脳の使い方を読み解き、もっと頭が働くように、脳の使い方のサポートをしています。その結果、**「脳はいくつになっても成長する」**という脳の特性に気が付くことができました。

手足の動きは脳と左右交差し、右脳から左の手足、左脳から右の手足をコントロールしています。ところが、口や舌などの動きは、左脳と右脳の両方から支配されて動きます。別な言い方をすれば、**口を動かすだけで、右脳も左脳も活性化させることができます。**

本書では、**右脳と左脳の８つの脳番地を満遍なく強化する「早口ことば・遅口ことば脳活性法」**を提案しています。音読の速さ、つまり、お口の回転数を変えてトレーニングすることで、脳の働きをよくする方法です。

加えて、一文を読む際に、**助詞を強調して大きな声で読む「助詞強調おんどく法」**を習得することで、一文の記憶がいつまでも耳に残りやすく、自分の言葉を聞き取りやすくなります。

人は普通に声を出すだけでなく、早口にしたり、あえてゆっくりと発声することで、口、舌、喉などの筋肉を柔軟に使いながら、聴覚系、記憶系、伝達系、運動系、思考系、理解系、感情系、視覚系の８つの脳番地を使いこなすことができます。

この加藤式脳科学のメソッドを活用して、一文を「早口ことば」と「遅口ことば」で使いこなすことで、疲れきった脳を刺激して、脳に酸素を十分に満たしましょう。

頭がよくなる、自分の脳をやる気にさせる文章を集めた本書を読んで、楽しんでほしいと思います。

脳内科医／「脳の学校」代表　加藤俊徳

目次 CONTENTS

● はじめに

頭の回転もお口の回転も上がる！『早口ことば・遅口ことば脳活性法』……2

思考のスイッチを切り替える 早口ことば・遅口ことば脳活性法……10

「助詞強調おんどく法」を取り入れて 衰えた脳をさらに活性化！……20

「ぱぴぷぺさんぽ」で「早口」と「遅口」を体感しよう……22

● 本書の使い方……26

第1章 記憶力がアップすることば……27

ことば1 スポーツは実践も観戦も脳を活性化……28

ことば2 運動不足が深刻化 認知症発症率上昇……29

ことば3 年を取ると徐々に回顧したくなる脳……30

ことば4 目の前の自然の動きをありのまま見る……31

ことば5 集中力の持続にはご褒美思考……32

ことば6 我慢の期限をきっちり決めて行動……33

ことば7 行動半径拡大 孤立や孤独を回避……34

ことば8 脳トレをノートに記録し記憶を定着……35

ことば9 サッとササッと一日一捨でスッキリ……36

ことば10 自爆型 他律型 自己認知で自己肯定感アップ……37

ことば11 マンネリ脳の予防には身近な人のカバン持ち……38

ことば12 欲求の中枢は脳の中心部にある……39

ことば13 脳と体の筋肉をリンクさせる訓練で今日から体力強化……40

ことば14 パターン化した生活に新鮮な体験をもたらす推し活のすすめ……41

ことば15 日中は重々集中しかくしゃくと働き睡眠時間を削らない優れた時間管理で生産効率最大化……42

ことば16 野や山に生える色とりどりの草花は 生きとし生ける友として 人の脳もいきいきさせる …… 44

ことば17 自己感情認識と他者感情認識を高める 脳の見る力を鍛えるために周りの人の 目を3秒以上見つめてみる …… 46

ことば18 健康寿命を脅かす骨粗鬆症予防に 老若男女が朝散歩を習慣化 …… 48

ことば19 青色申告か白色申告か 確定申告は確実に期日までに …… 50

ことば20 自転車　自動車　人力車　馬車 車輪を足し算　和はいくつ …… 52

COLUMN 1 認知症への階段は5段 …… 54

第2章 聞く力がアップすることば 55

ことば21 音読で自分の声を耳でよく聞き 脳内でも響かせる …… 56

ことば22 自問自答し自分を鼓舞する ひとり言の達人 …… 57

ことば23 ラジオの継続的な聴取で脳が成長 …… 58

ことば24 人に伝える回数が増えれば おのずと聞く機会が増える …… 59

ことば25 夕食の塩分量を意識し 無意識の夜間覚醒を減少させ睡眠改善 …… 60

ことば26 バイアスを減らして 一層真実が見える脳で過ごす …… 61

ことば27 隅っこに咲くスミレ見れば 満ち満ちる気持ち …… 62

ことば28 加藤式脳科学音読法を攻略し 8つの脳番地をすみずみ活性化 …… 63

ことば29 早春の山道に咲く白くふさふさの花 のびのび枝を伸ばす寺泊野積の ネコヤナギ …… 64

ことば30 アラゲキクラゲ　干しシイタケ シラス干し　脳も骨も元気にする 欠かせないビタミンD …… 66

ことば50 ねらこいや　ねまれや …… 94
ことば51 佐渡弥彦米山国定公園と越後三山只見国定公園 …… 95
ことば52 タイムセールに集まる私たち　コマセに集まった豆アジたち …… 96
ことば53 一昨昨年、一昨年、昨年よりも、もっと学ぼうとする心がけを持ち、百寿まで健康長寿 …… 98
ことば54 クラムボンはカプカプわらったよ …… 100
ことば55 僕は朝を愛す　日のひかり満ち亙る朝を愛す …… 101
ことば56 文福茶がまの綱渡りと浮かれ踊りの絵を描いた大看板 …… 102
ことば57 娑羅双樹の花の色、盛者必衰の理をあらわす …… 103
ことば58 鳩ぽっぽ、ほろほろ、ハ、ヒ、フ、ヘ、ホ。日向のお部屋にゃ笛を吹く …… 104
ことば59 あしびきの　山鳥の尾のしだり尾の　ながながし夜を　ひとりかも寝む …… 106
ことば60 ピカソのフルネームはパブロ・ディエゴ・ホセ・フランシスコ・デ・パウラ・フアン・ネポムセーノ・シプリアーノ・デ・ラ・サンティシマ・トリニダード・ルイス・イ・ピカソ …… 108
COLUMN 3 好奇心を育てて脳を活性化 …… 110

第4章 日々のやる気がアップすることば 111

ことば61 脳の世界はワクワクしながら成長 …… 112
ことば62 自分の弱みは脇役から主役へ代われる …… 113
ことば63 日常から非日常を見つけて脳を喜ばす …… 114
ことば64 夕日は生体の自然治癒力を促す …… 115
ことば65 行動するエネルギーは脳の働きと表裏一体 …… 116

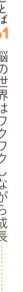

ことば66 経験の価値を実感し 生きる意味を生み出す …… 117
ことば67 年齢のサバ読みで気分もサバサバ 意欲も増し増し …… 118
ことば68 自分自身でやる気を作り出し 「なにくそ根性」で前進 …… 119
ことば69 ささやかな感謝　幸せの言葉 自分を褒める言葉 …… 120
ことば70 人生の第3章に入れたことに感謝し 第3章も全力疾走 …… 121
ことば71 好奇心はいつまでも 脳に灯し続けることができる …… 122
ことば72 嫉妬心から前進するために 自分なりの物語を設定する …… 123
ことば73 「起努逢楽」を考え今日の出来事を できるだけ列挙し明日の意欲へ …… 124
ことば74 いいものでいつも満たされている脳には 変な魔が差さずやる気が持続する …… 126
ことば75 丸くとも一かどあれや人心 あまりまろきはころびやすきぞ …… 128

ことば76 面白きこともなき世を面白く 住みなすものは心なりけり …… 129
ことば77 道の精なると精ならざると、 業の成ると成らざるとは、 志立つと立たざるとに在るのみ。 …… 130
ことば78 夢なき者は理想なし　理想なき者は信念なし 信念なき者は計画なし　計画なき者は実行なし 実行なき者は成果なし　成果なき者は幸福なし ゆえに幸福を求むるものは夢なかるべからず …… 132
ことば79 学びて思わざれば則ち罔し 思いて学ばざれば則ち殆し …… 134
ことば80 進まざる者は必ず退き、退かざる者は必ず 進む。進まず退かずして瀦滞する者は あるべからざるの理なり …… 136
ことば81 私は今日一日だけの安楽にふけって 百年後の憂えを考えないものではない …… 138
●おわりに 早口ことば・遅口ことばで 湧き上がる脳のエネルギー …… 140

思考のスイッチを切り替える早口ことば・遅口ことば脳活性法

読むスピードによる脳と体への異なる効果

日本語は、同じ一文であっても、発する声をゆっくり話したり、早く話したり、助詞を強調したりすることで、まったく異なったメッセージを伝えることが可能です。役者さんがその役になりきるためには、セリフを暗記するだけでなく、役柄のセリフの調子も創り出さなければなりません。ですから、役者さんはセリフの速度を上手に変えて、多様な表現力を身に付けています。

これは自分の発したことばを、同時に注意深く耳で聞きながら、ことばの速度を適切にコントロールしていると理解できます。

では、次のことばをいつもの調子で音読してみてください。

鶴《つる》が酌《しゃく》して、亀《かめ》が飲《の》む

次は、できるだけ「早口」で音読してみてください。繰り返すと、どんどんラクに言えるようになります。何度も音読することで、口まわりの筋肉が文章と連動し、言いやすくなることで脳にも省エネになります。最初は言いにくいことに困難さを感じることで、脳は活性化されますが、慣れすぎると脳はラクなほうを選択するしくみを持っています。**これが、「早口ことば」の脳の省エネ効果です。**

今度は、できるだけゆっくりと音読してみてください。1回目よりも2回目、3回目と、なんだかきつくなってきませんか。ゆっくりと声を出すときには、口先だけでなく、体幹も使っています。ですから、やればやるほど脳が全身へ持続的に指令を出すことになり、脳も体も酸素を消費するエネルギーが必要なのです。**これが、「遅口ことば」の脳のエネルギー増大効果です。**

早口ことば

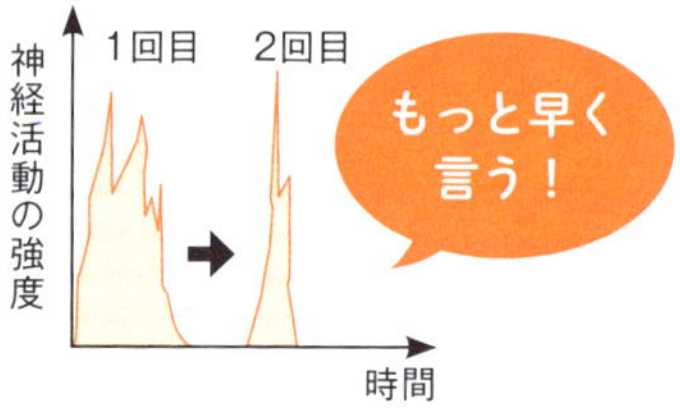

「早口で音読したとき」
「ゆっくり音読したとき」の
脳の活動予測図

遅口ことば

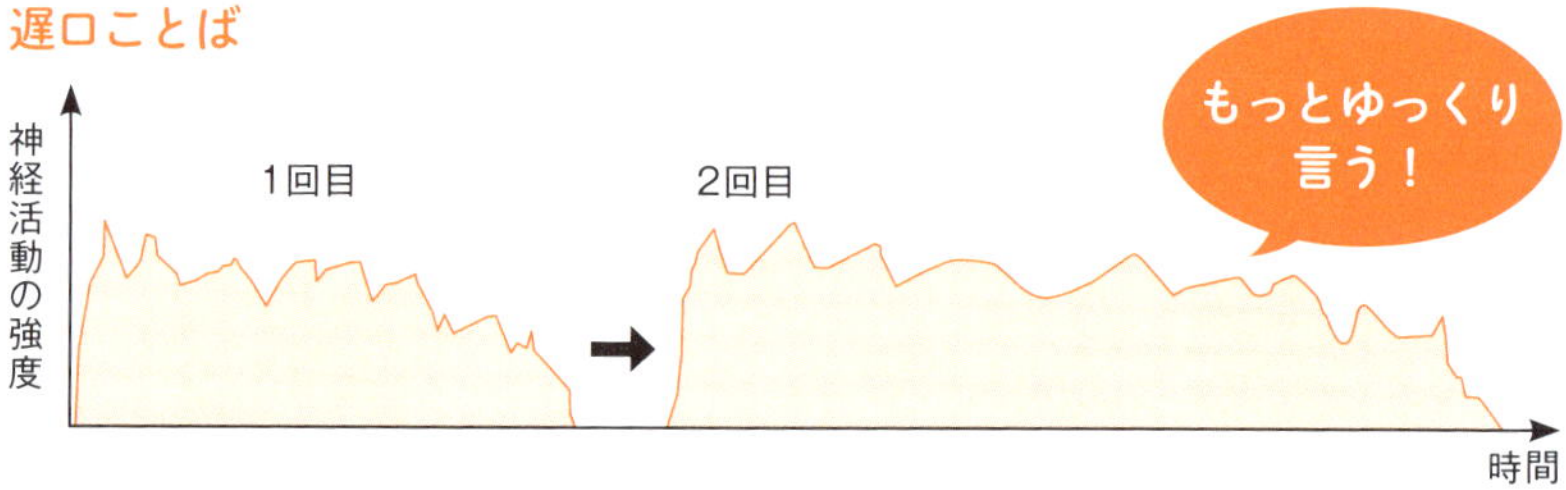

このように「早口」と「遅口」では、脳と体への効果がまったく異なるのです。

早口ことばには、お口の回転速度を上げるために、**不必要な脳回路をどんどん省いて、最短の脳回路を目指す脳の省エネ作用**があります。最終的には思考回路を使わず、反射的に早口で一文が言えるようになります。

反対に、遅口ことばには、**ことばを発する最中に脳回路をどんどん伸ばして、応用力の幅を広げる作用**があります。結果的に、意味を深く理解しながらゆっくりと一文が言えるようになります。そこで、この2つを使い分けて脳を強化する方法を編み出しました。次のページで、より詳しく理解するための「脳番地」についてご紹介します。

何歳からでも成長する８つの脳番地

脳は、場所ごとに役割が分かれています。それを、私は「脳番地」と名付けました。大きくは８つの脳番地に分けられます。それぞれの機能と働きを見ていきましょう。

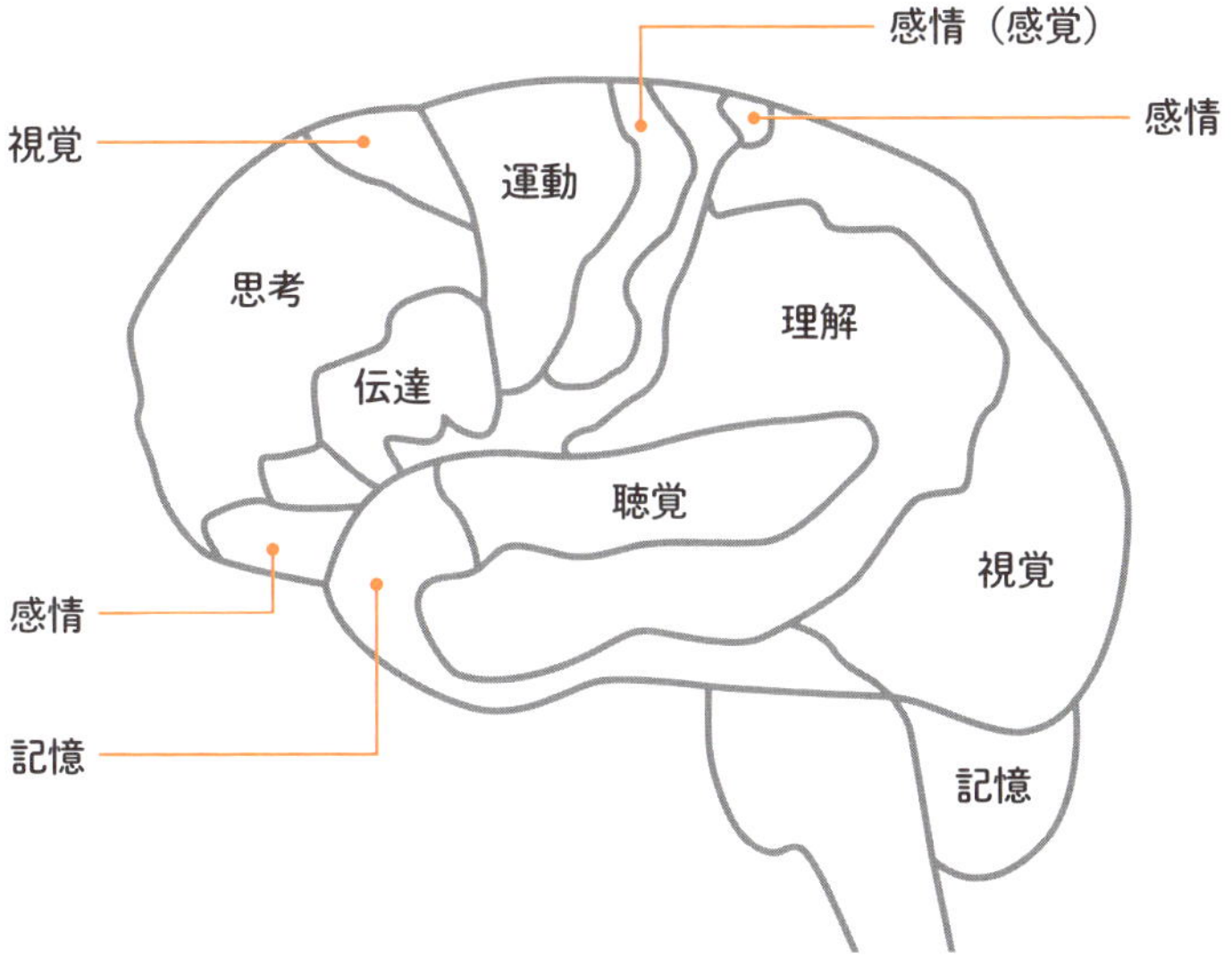

1．運動系脳番地 脳のてっぺんから左右に広がっていて、口や舌、手足、呼吸筋など体を動かすこと全般に関係する

2. 伝達系脳番地 話したり、伝えて意思疎通を図る

3. 記憶系脳番地 新しく覚えたり、思い出すことに関係する

4. 思考系脳番地 思考や意欲、物事の判断などを受け持つ

5. 感情系脳番地 自分の感性や感情を生成し、他人の感情を受け取る

6. 聴覚系脳番地 耳からの情報を脳に集積する

7. 理解系脳番地 物事やことばなどを集めて理解する

8. 視覚系脳番地 目からの情報を脳に集積する

「早口ことば」と「遅口ことば」の効果

本書で紹介する「早口ことば・遅口ことば脳活性法」は、8つの脳番地をすべて刺激し、脳を満遍なく鍛えることができます。早く話すときと遅く話すときの脳の使い方はまったく異なります。早口ことば・遅口ことばのそれぞれの効果を解説していきましょう。

「早口ことば」には次のような効果があります。

①滑舌がよくなり、ファインモーター（微細運動）と呼ばれる口先の動きが向上

②繰り返し音読することで、記憶力をアップさせる

③「早く言う」という目標に向かって集中力が高まり、達成しようというモチベーションが上がる

④「滑舌がよくなる」という学習効果を自覚しやすい

しかしながら、早く言えるようになればなるほど、ニューロン活動（脳の活動）の時間は短くなり、省エネの脳の使い方になります。

「遅口ことば」には次のような効果があります。

① 脳の基礎体力がアップして思考の持続性が増す
② 自分への命令を持続して自発性が出る
③ 話している最中に、イメージを思い浮かばせることが可能になる
④ 呼吸筋や腹筋が鍛えられ、グロスモーター（粗大運動）が向上する
⑤ 顔の筋肉も大きく使うため、顔の表情が豊かになる
⑥ 記憶が鮮明になり、各脳番地の連携が強くなる

また、早口ことばは口先の運動のため、胸の上部を使った浅い呼吸になりやすいのに対し、遅口ことばでは、呼気を維持するためにたくさんの息が必要なため、**腹式呼吸が意識され、体幹を強化し体力づくりにも役立ちます。**

早口ことばを練習する際、慣れないうちはゆっくりと言うところから始めるように、遅口ことばを実践することで、早口ことばも言いやすくなります。

次に、早口ことばと遅口ことばで活性化する脳番地を詳しく見てみましょう。

早口ことばの脳番地効果

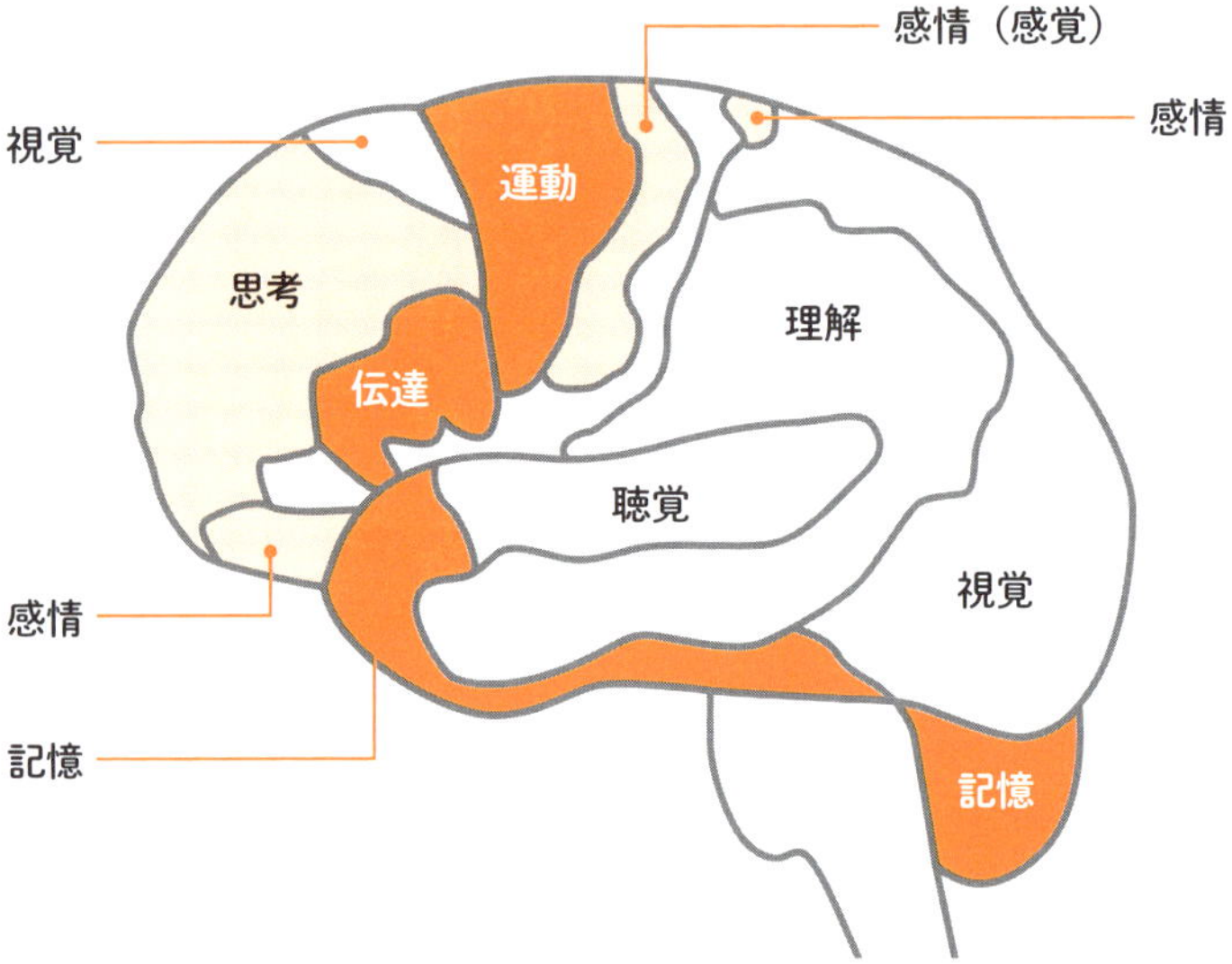

運動系　短い時間で口先と舌を動かすため、
口腔の微細運動を強化し、滑舌がよくなる

伝達系　脳から口へより早く伝えようとすることで、メッセージを
明確に伝える力を強化、命令を伝達する力が上がる

記憶系　正確に暗記する力が強化され、短期記憶を刺激し、
すばやく思い出すことでより早口になる

思考系　発声前に「早口で音読せよ」という命令を出すため、
瞬発力が向上する

感情系　切羽詰まった感覚や達成した喜びが感情系を刺激する

※文章を自分で聞いている時間は短く、意味を解釈し味わう余裕はないため、聴覚系や理解系、視覚系は刺激されにくくなります。

遅口ことばの脳番地効果

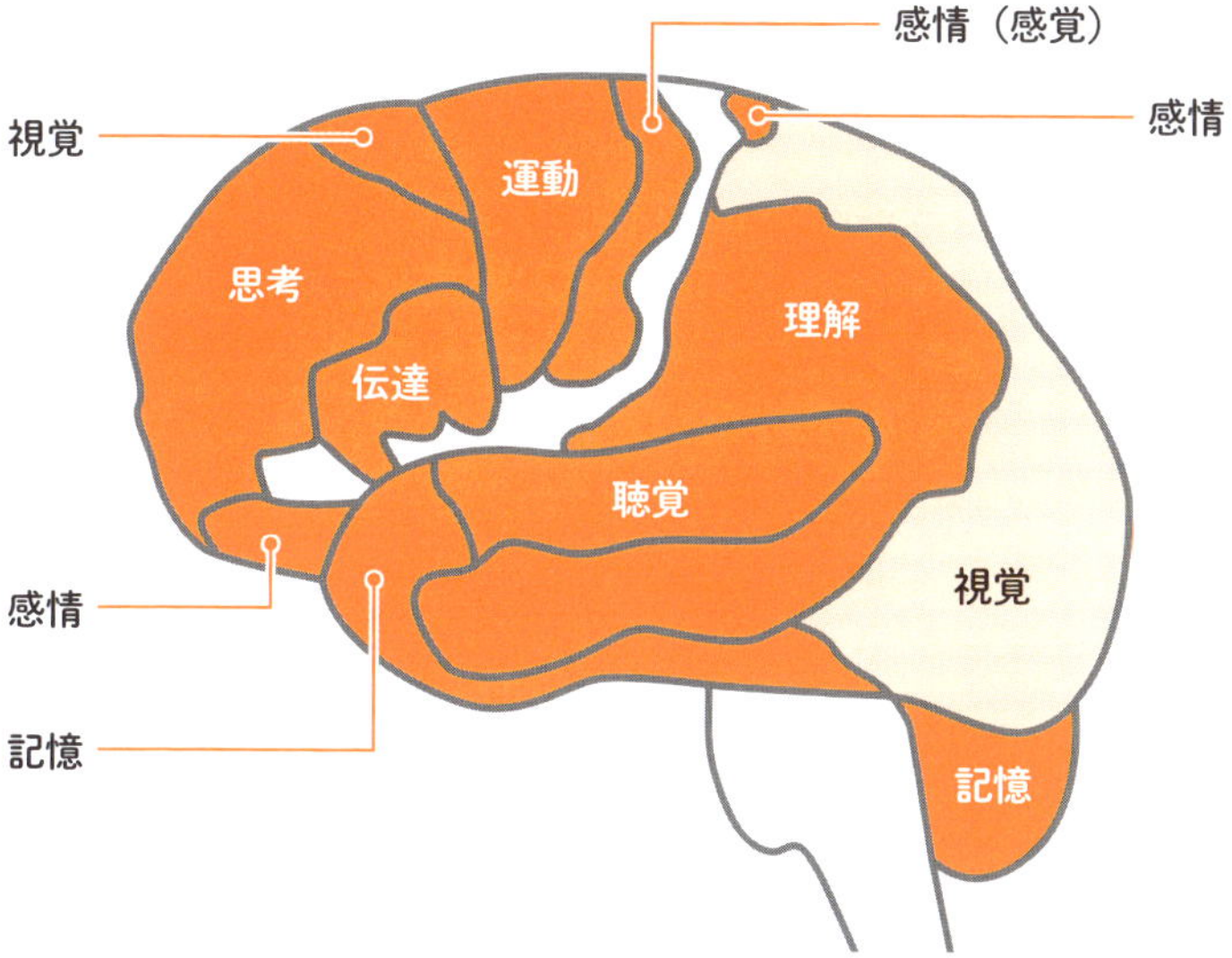

運動系 呼気を継続するため、
口先以外に呼吸筋や腹筋が鍛えられる

伝達系 より長く伝え、抑揚をコントロールできて表現力が上がる

記憶系 次々にことばを思い出す時間が長くなり、
長期記憶を刺激する

思考系 集中力の維持を促すため、持続力が強化される

感情系 ことばに感情を込めて、意味を味わえる

聴覚系 自分で聞いている時間が長く、
聞く力が強化され、より多くの情報が定着しやすくなる

理解系 じっくり意味を理解でき、理解力がアップする

視覚系 本を読む集中力が上がる

早口ことばのメカニズム

①運動系
口を動かして
声に出す

②伝達系
より早く発声する
ことを意識する

③思考系
瞬発的に
文章について考える

④記憶系
早口で言うことで
短期記憶を刺激

遅口ことばのメカニズム

①運動系
口を動かして
声に出す

②伝達系
より遅く発声する
ことを意識する

③思考系
集中力を持続する
ように促す

④感情系
文章に感情を込め、
意味を堪能する

⑤聴覚系
自分の声をしっかり
耳で聴く

⑥視覚系
1つ1つの文字を
目で追って読む

⑦理解系
文章の意味を理解して
解釈する

⑧記憶系
ことばを思い起こし
長期記憶を刺激

いかがでしょうか。読む速さの違いだけで、脳が活性化される場所がこんなにも変わるのです。

「早口ことば」と「遅口ことば」の相乗効果

最近、滑舌の練習として用いられる「早口ことば」が脳トレや口腔フレイルの予防として注目されていますが、「遅口ことば」をプラスして交互に音読することによって、さらなる相乗効果が期待できるのです。

ひとつは、その人が普通に話す速度であるニュートラルラインの「0」から、「ゆっくり話す」と「早く話す」の切り替えができることによって、頭のよさや会話に緩急を付けられるというコミュニケーション能力の高さにつながります。

さらに、思考の切り替えスイッチが強化されるので、ダラダラスマホ、ネットサーフィン、ゲームのやりすぎなどを**「オフ」にするスイッチを押しやすくなり、始めたことをやめることがすばやくでき、無駄なく行動する力が身に付くのです。**

「助詞強調おんどく法」を取り入れて衰えた脳をさらに活性化！

あえて「助詞を強く読む」ことで記憶力アップ

日本語は助詞を小さく発音するのが普通ですが、**「と・の・に・を・は」などの助詞を際立たせて読むのが「助詞強調おんどく法」**です。左の文の助詞である「が」と「て」を、他の文字より大きな声で強く音読してみましょう。

鶴《つる》が酌《しゃく》して、亀《かめ》が飲《の》む

すると、自分で大きく発したことばが耳を刺激して、聴覚系と記憶系の脳番地を結びつけます。すなわち、**運動系、伝達系、聴覚系、記憶系の回路がより強固になり、声に出したことばが鮮明に記憶に定着する**のです。

人の記憶は「短期記憶」と「長期記憶」の２種類に分けられます。短期記憶は、物事を処理するときに使うための一時的に保持される記憶です。身に付けた知識などを定着させ、いつでも思い出せるよう保管しておくのが長期記憶です。物忘れが気になる人は、この長期記憶を強化する必要があるのです。

本書の特徴は、意味のある一文を読むことでより長期記憶に残りやすく、文章を自分のものにできるつくりになっています。その場だけのトレーニングとしての文章を読むより、**自分にとって深い意味のある好きな文章を口にすることが脳を元気にするのです。**「記憶力アップ」「聴く力アップ」「滑舌がよくなる」「日々のやる気がアップ」の４つの章から、ぜひあなたの好奇心を満たす一文を探してみてください。

ちなみに、「鶴が酌して、亀が飲む」は、新潟県の民謡『佐渡おけさ』を家族で歌うときに出てきた父の歌詞です。『箱根馬子唄』にも出てくる一節ですが、『佐渡おけさ』の節回しで、よく歌っていました。

「ぱぴぷぺさんぽ」で、「早口」と「遅口」を体感しよう

歩調に合わせて「ぱぴぷぺぽ」と唱えよう

「早口ことば」と「遅口ことば」の目的や効果を知っていただいたところで、実際どういうことなのかを体感する「ぱぴぷぺさんぽ」を行ってみましょう。

まず、普段どおりのスピードで歩きながら、1歩に合わせて、

ぱ　ぴ　ぷ　ぺ　ぽ

と言います。歩くのが難しい人は、足踏みでもかまいません。1歩目が「ぱ」、

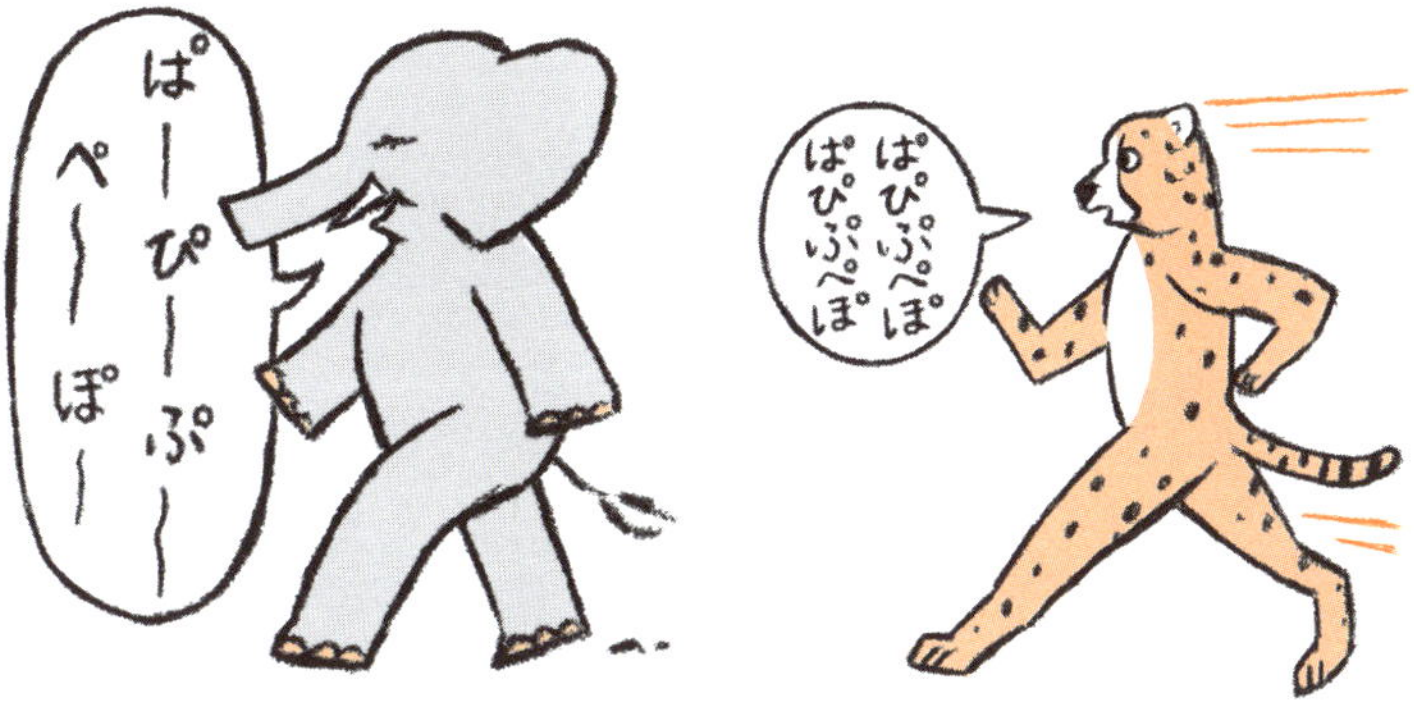

2歩目が「ぴ」、3歩目が「ぷ」、……と続きます。

　これが、基準となる「0」の速さになります。

　次に、**普段の2倍の速さ**で歩きながら、歩調に合わせて「ぱぴぷぺぽ」とすばやく言います。

　今度は、**普段の2分の1の速さでゆっくり**歩きながら、歩調に合わせて「ぱ〜ぴ〜ぷ〜ぺ〜ぽ〜」とゆっくり声に出します。

　歩くスピードに合わせることで、普段の速さに対して、「より早く」「より遅く」声に出すということが、わかりやすく実感できると思います。

　本書で紹介する「早口ことば・遅口ことば脳活性法」のウォーミングアップとして、**毎朝、活動に入る前の1分間、取り組むのがおすすめ**です。脳も体もシャキッと目覚めてくるはずです。

ここで、さらに脳を鍛えるチャレンジ課題をご紹介します。

早歩きをしながら「遅口」で

ぱ　ぴ　ぷ　ぺ　ぽ

ゆっくり歩きながら「早口」で

ぱ　ぴ　ぷ　ぺ　ぽ

と声に出してみましょう。

歩調と逆の速さで口を動かそうとすると、かなり脳が疲れてくるはずです。

左脳の支配を受ける右手、右脳の支配を受ける左手と違い、口の動きは左脳と右脳の両方から支配を受けるので独立しています。その証拠に何もしていない状態ではもちろん、家事や仕事をしながらでも誰かと話すことができます。

ところが、話すときのことばの調子と歩くときの足のリズムは、口と足の脳番地は４㎝ほど場所は離れていますが、脳の深部にある大脳基底核内の近い場所で調節されています。そのため、**歩きながら発声する場合は、体のリズムに口の動きが連動したがる**のです。

早歩きしながら「遅口」、ゆっくり歩きながら「早口」は、脳がやりやすい傾向と逆の活動なので、「頭を使ったなあ」と感じるくらい脳のエネルギーを消費するのです。繰り返してコツをつかむと、スムーズにできるようになってきます。

「はぴぷぺさんぽ」は、歩く速さに合わせて声を出すことにより、短時間で「早口」「遅口」を体感することができます。また、**歩く速さを変えることが声を出す速さの切り替えスイッチになる**ので、19ページで「早口ことば」と「遅口ことば」の相乗効果として説明した「思考の切り替えスイッチ」の入門的な脳番地トレーニングにもなります。

本書の使い方

本書では、読む速さをすばやく切り替えると脳がいきいき若返る81文を紹介しています。

自分が普段話す速さを「0」として、「早口」「遅口」で読めた速さをチェックしましょう

脳を刺激する一文を「早口」「遅口」で音読していきましょう

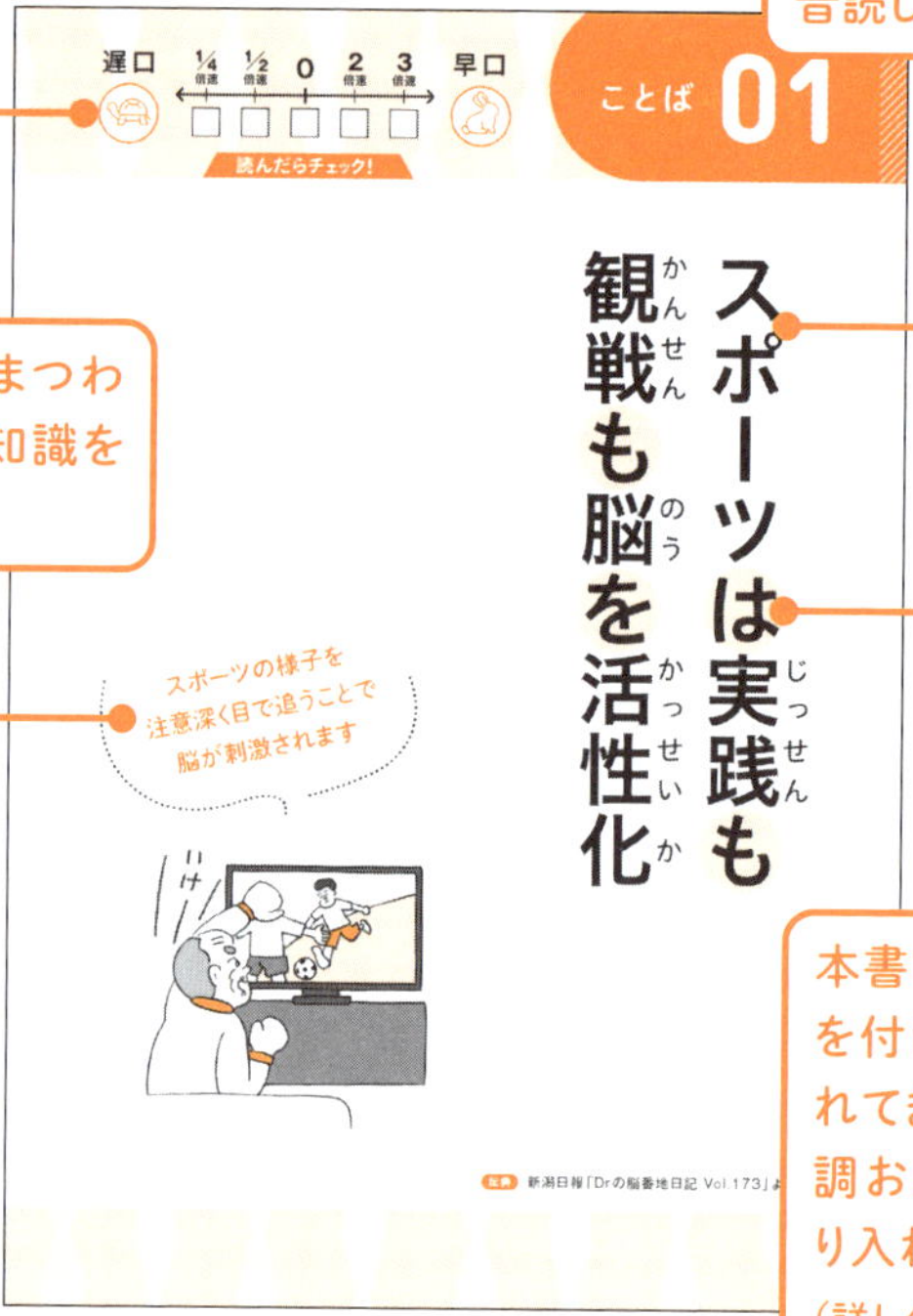

音読する文にまつわるひと言や豆知識をご紹介!

本書では、助詞に印を付けています。慣れてきたら、「助詞強調おんどく法」を取り入れて読みましょう

(詳しくは20ページ参照)

読む速さを変えて楽しく読もう!

① 普段どおりの話し方で音読してみましょう

② 次に1/2倍速で、ゆっくりと音読しましょう。読めたら、助詞を強く読んでみましょう

③ 次に2倍速で早く音読しましょう。読めたら、助詞を強く読んでみましょう

ステップアップ!

- もっとゆっくり1/4倍速で、さらに早く3倍速で読んでみましょう
- 自分ですばやく読む速さを切り替えられる練習をしましょう

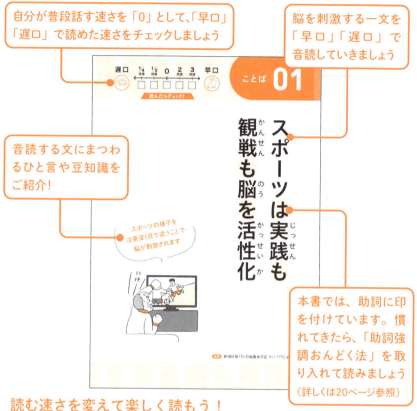

第1章

記憶力がアップすることば

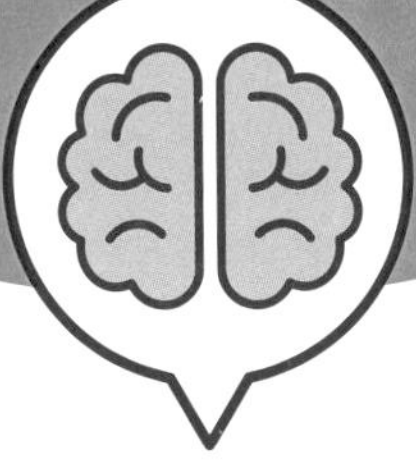

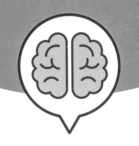

ここから「早口ことば・遅口ことば脳活性法」を実践していきましょう。脳を刺激し、記憶力を向上させる一文を集めました。まずは口を動かしてみることを楽しんでください！

スポーツは実践《じっせん》も観戦《かんせん》も脳《のう》を活性化《かっせいか》

スポーツの様子を
注意深く目で追うことで
脳が刺激されます

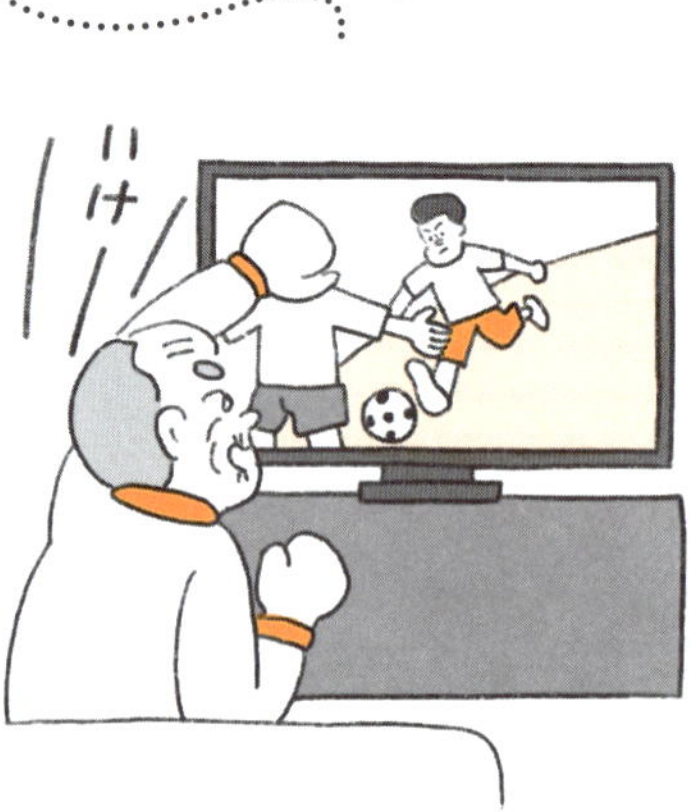

出典 新潟日報「Drの脳番地日記 Vol.173」より

遅口　1/4倍速　1/2倍速　0　2倍速　3倍速　早口

読んだらチェック!

ことば 02

運《うん》動《どう》不《ぶ》足《そく》が深《しん》刻《こく》化《か》
認《にん》知《ち》症《しょう》発《はっ》症《しょう》率《りつ》上《じょう》昇《しょう》

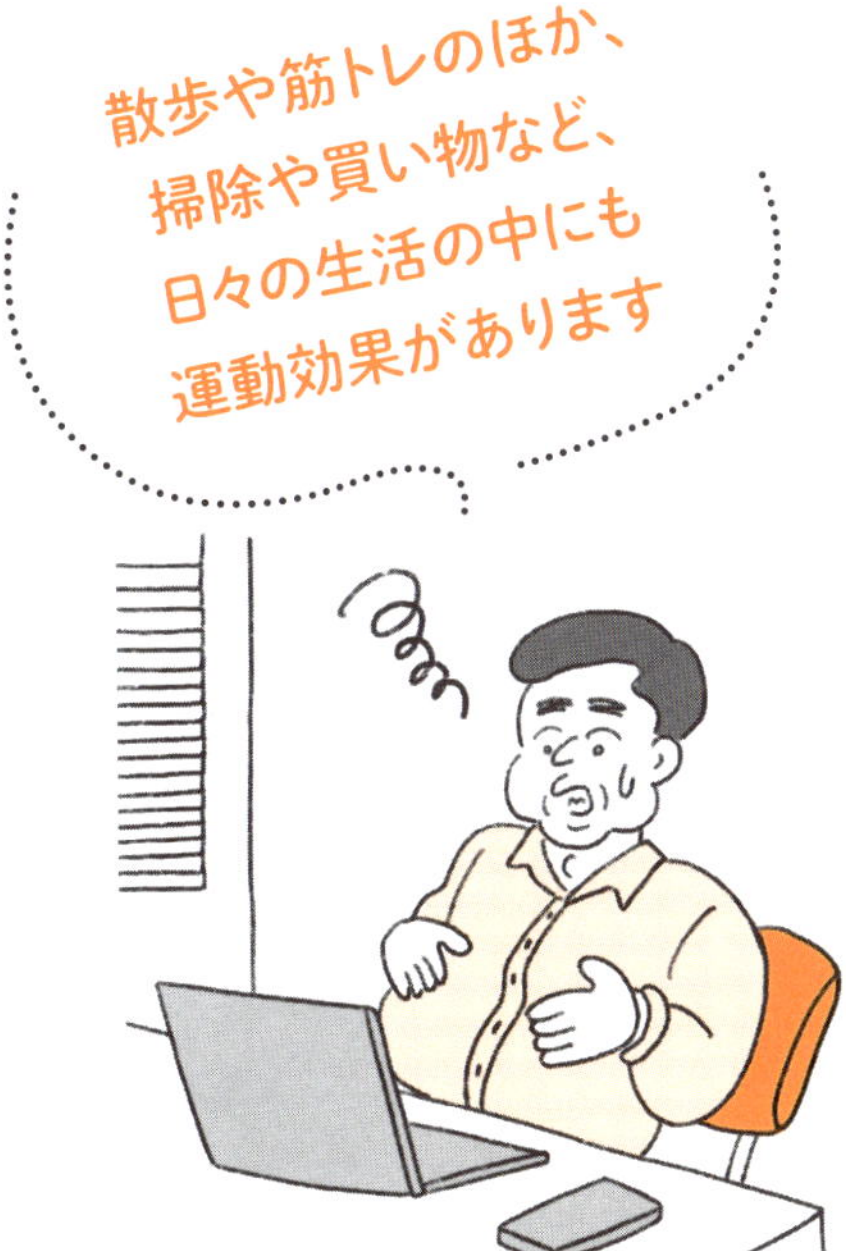
散歩や筋トレのほか、
掃除や買い物など、
日々の生活の中にも
運動効果があります

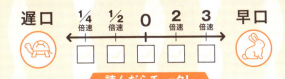

出典　新潟日報「Drの脳番地日記 Vol.52」より

遅口 1/4倍速 1/2倍速 0 2倍速 3倍速 早口

読んだらチェック!

ことば 03

年《とし》を取《と》ると徐々《じょじょ》に回顧《かいこ》したくなる脳《のう》

昔の同僚や古い友人を
思い出すことで
記憶力が強化されます

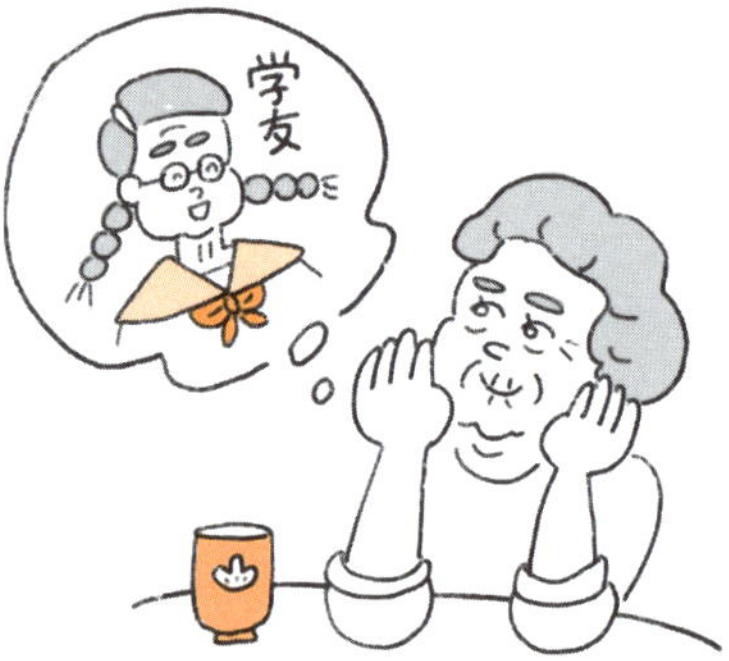

出典 新潟日報「Drの脳番地日記 Vol.190」より

遅口 1/4倍速 1/2倍速 0 2倍速 3倍速 早口

読んだらチェック!

ことば 04

目《め》の前《まえ》の自然《しぜん》の動《うご》きを ありのまま見《み》る

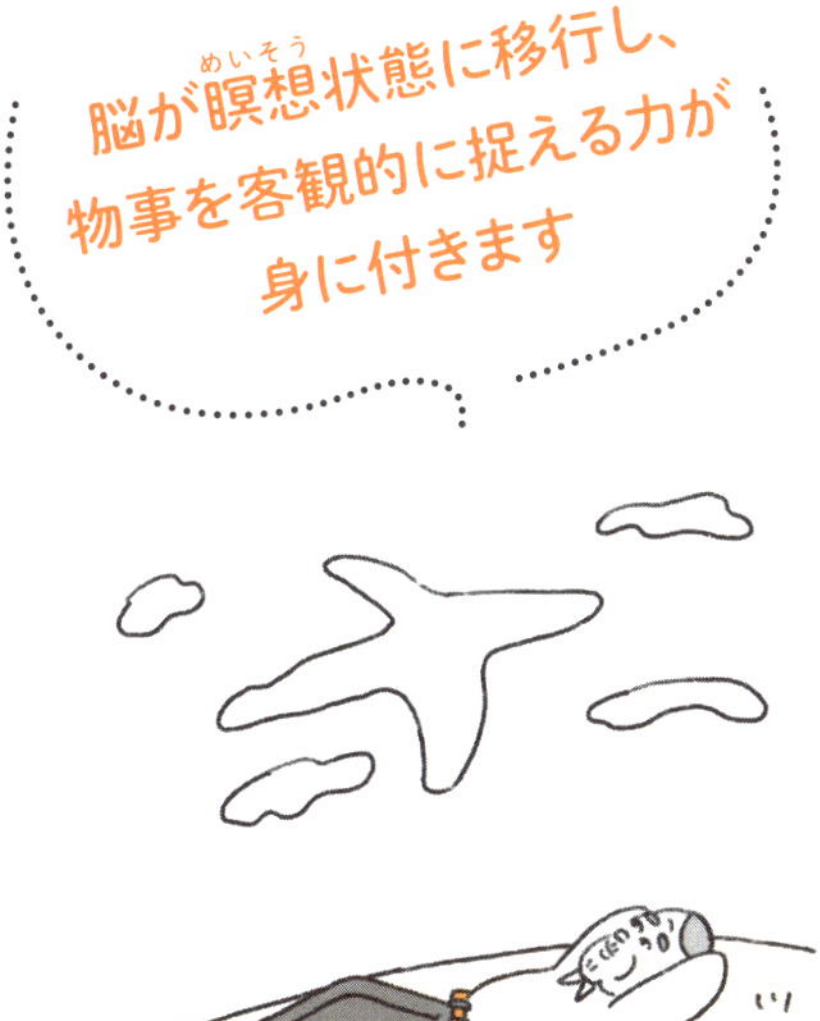
脳が瞑想《めいそう》状態に移行し、
物事を客観的に捉える力が
身に付きます

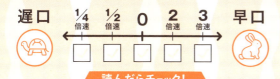

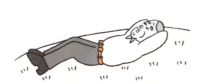

出典 新潟日報「Drの脳番地日記 Vol.176」より

遅口 1/4倍速 1/2倍速 0 2倍速 3倍速 早口

読んだらチェック!

ことば 05

集《しゅう》中《ちゅう》力《りょく》の持《じ》続《ぞく》には ご褒《ほう》美《び》思《し》考《こう》

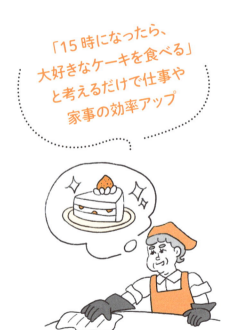

「15時になったら、
大好きなケーキを食べる」
と考えるだけで仕事や
家事の効率アップ

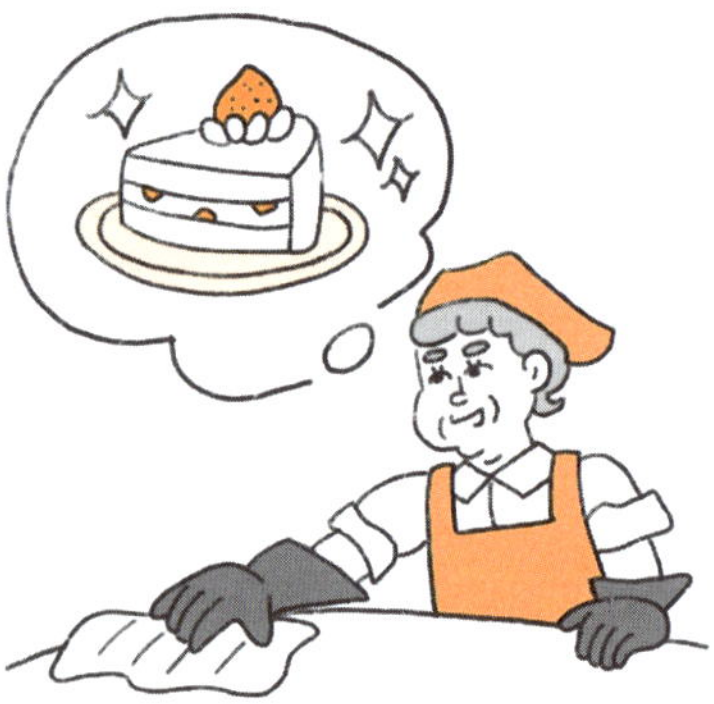

出典 新潟日報「Drの脳番地日記 Vol.197」より

遅口　1/4倍速　1/2倍速　0　2倍速　3倍速　早口

読んだらチェック!

ことば 06

我《が》慢《まん》の期《き》限《げん》をきっちり決《き》めて行《こう》動《どう》

不安や焦りで脳を疲れさせないために「3日間だけ待つ」などと設定しましょう

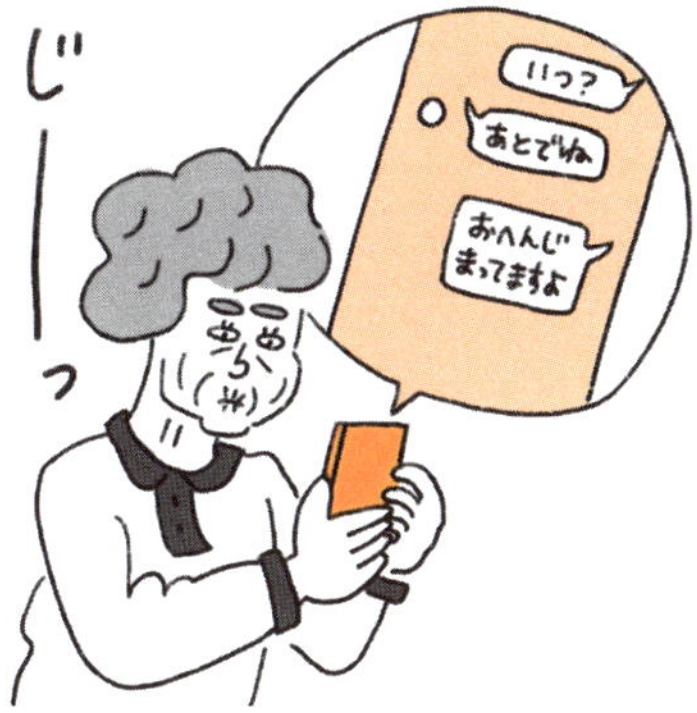

出典 新潟日報「Drの脳番地日記 Vol.186」より

行動《こうどう》半径《はんけい》拡大《かくだい》
孤立《こりつ》や孤独を回避《かいひ》

習いごとを始めたり、
旅行へ出かけたり、
人と関わる機会を
増やしましょう

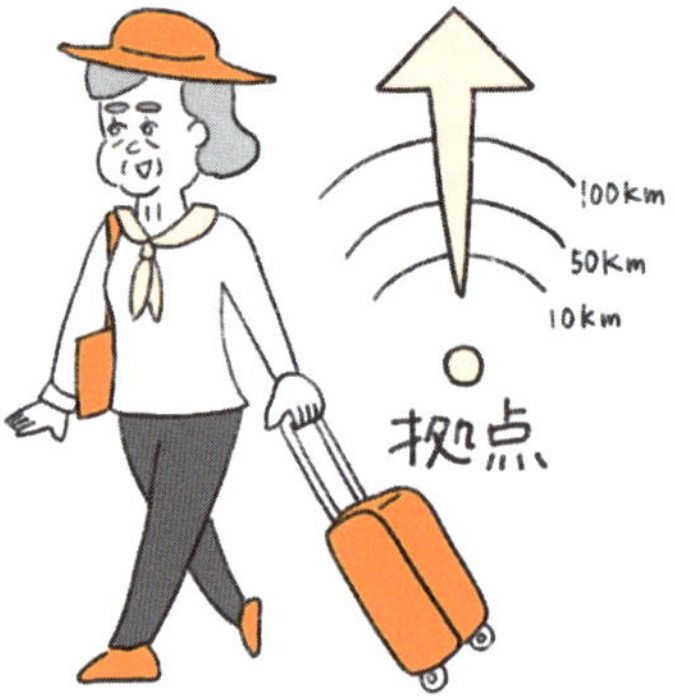

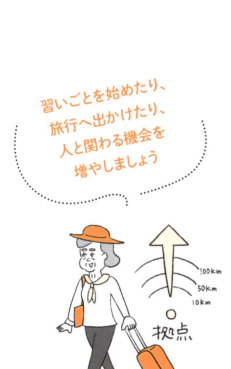

出典 新潟日報「Drの脳番地日記 Vol.202」より

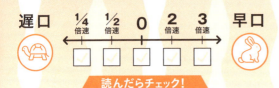

遅口　1/4倍速　1/2倍速　0　2倍速　3倍速　早口

読んだらチェック!

ことば 08

脳《のう》トレをノートに記《き》録《ろく》し記《き》憶《おく》を定《てい》着《ちゃく》

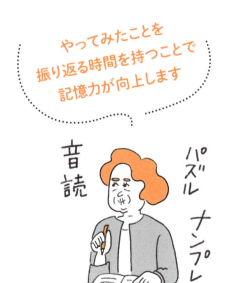

やってみたことを
振り返る時間を持つことで
記憶力が向上します

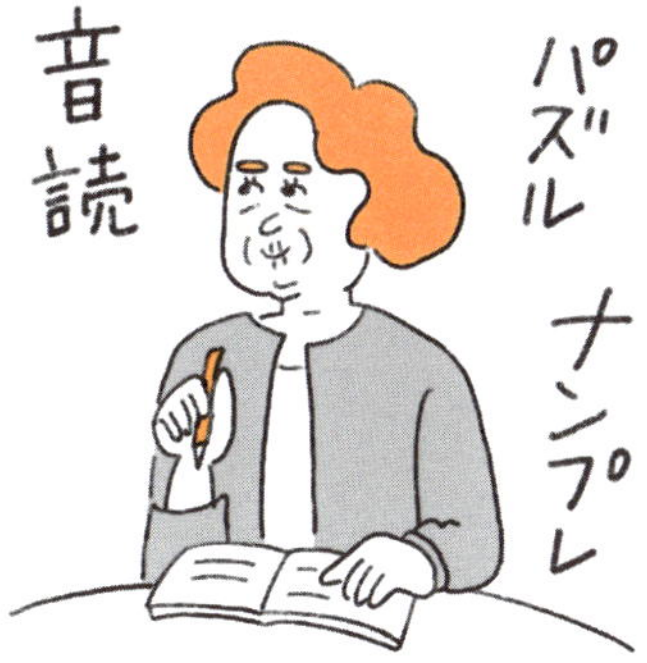

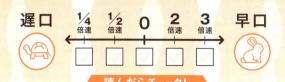

遅口 ¼倍速 ½倍速 0 2倍速 3倍速 早口

読んだらチェック!

ことば 09

サッとサッサッと一日一捨《いちにちいちすて》でスッキリ

脳は捨てるよりも
集めるほうが得意です。
大事なものを残すために
「捨てる力」を!

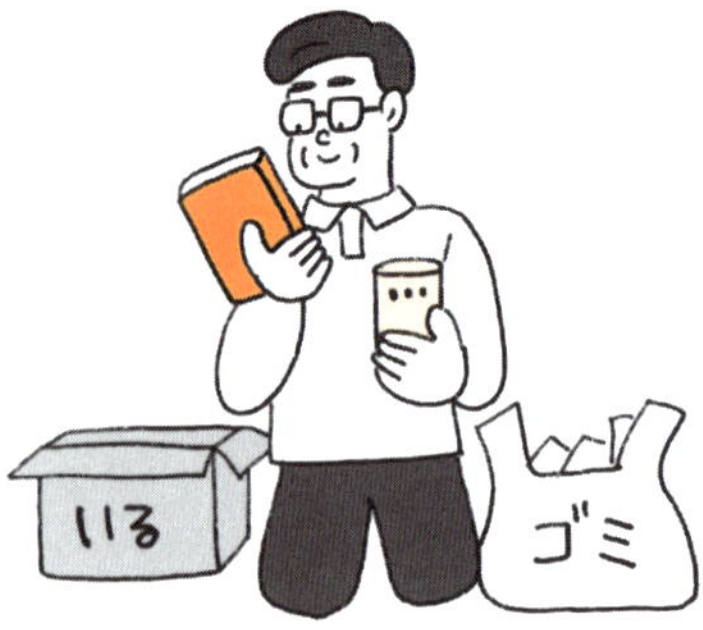

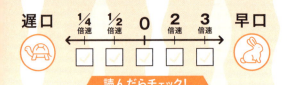

自爆型《じばくがた》 他律型《たりつがた》 自己認知《じこにんち》で 自己肯定感《じここうていかん》アップ

自分を卑下したり、
他人に依存しないように、
自分で自分を
認めてあげましょう

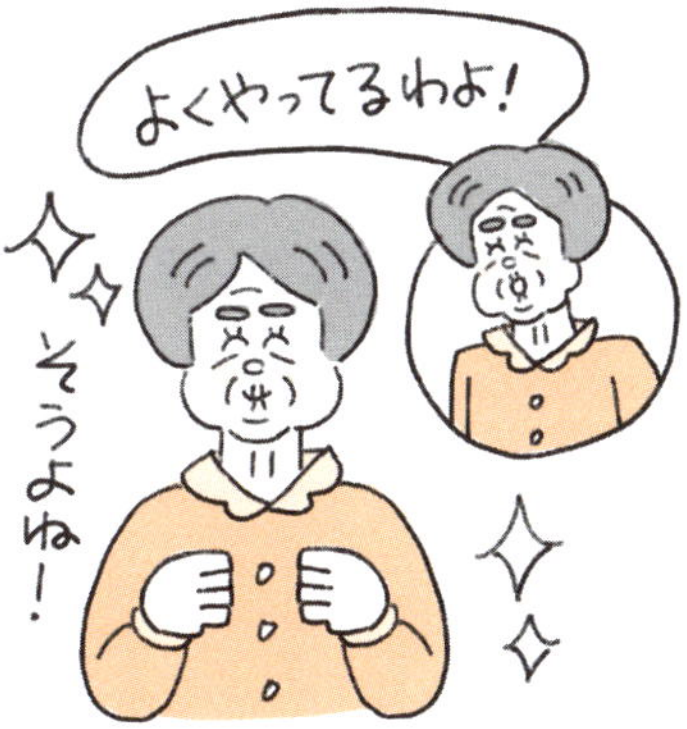

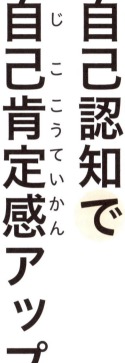

出典 新潟日報「Drの脳番地日記 Vol.184」より

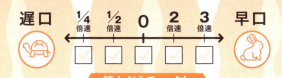

マンネリ脳《のう》の予《よ》防《ぼう》には身《み》近《ぢか》な人《ひと》のカバン持《も》ち

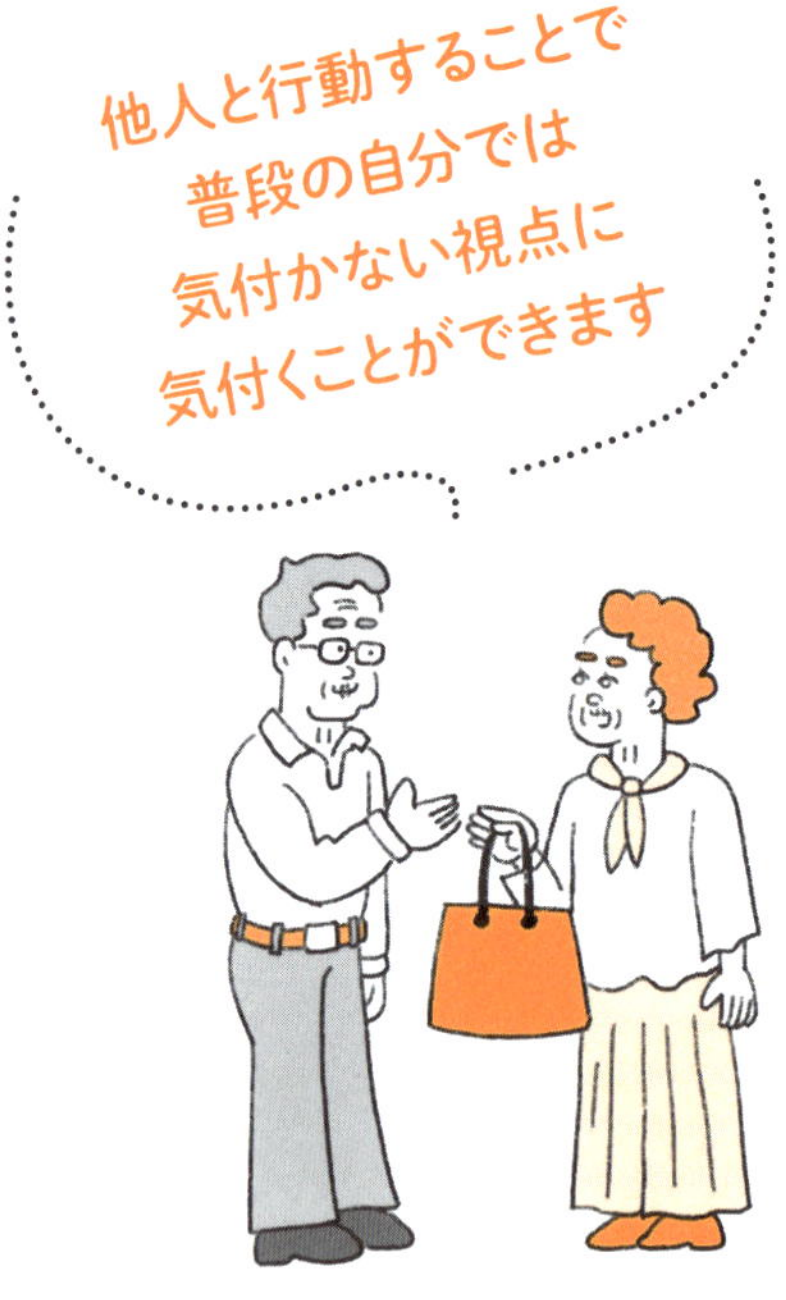
他人と行動することで
普段の自分では
気付かない視点に
気付くことができます

出典 新潟日報「Drの脳番地日記 Vol.55」より

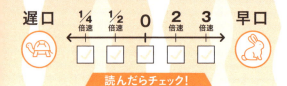

遅口 1/4倍速 1/2倍速 0 2倍速 3倍速 早口

読んだらチェック!

ことば 12

欲求《よっきゅう》の中枢《ちゅうすう》は脳《のう》の中心部《ちゅうしんぶ》にある

欲求を満たすことで
やる気のなさを克服して
脳を活性化させましょう

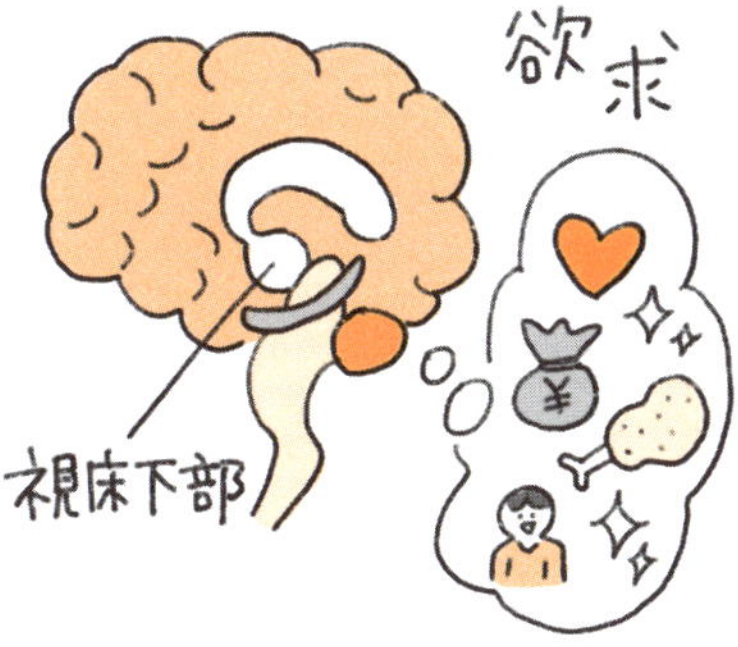

出典 新潟日報「Drの脳番地日記 Vol.104」より

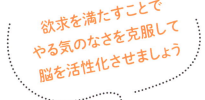

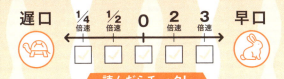

ことば 13

脳《のう》と体《からだ》の筋肉《きんにく》を リンクさせる訓練《くんれん》で 今日《きょう》から体力強化《たいりょくきょうか》

脳の運動系番地と
体の筋肉が
上手《うま》くつながることで
運動能力が向上します

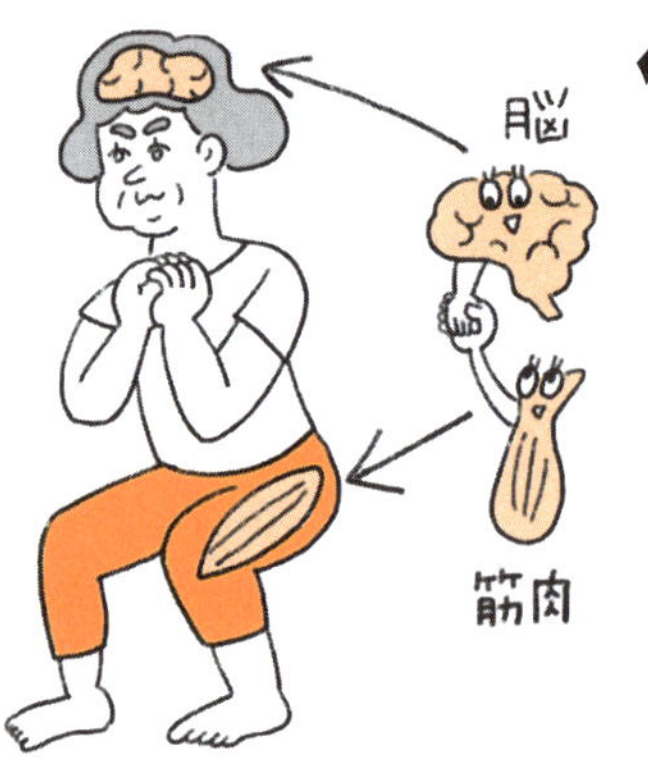

出典 新潟日報「Drの脳番地日記 Vol.228」より

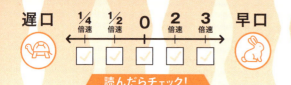

遅口 1/4倍速 1/2倍速 0 2倍速 3倍速 早口

読んだらチェック!

ことば 14

パターン化《か》した生活《せいかつ》に新鮮《しんせん》な体験《たいけん》をもたらす推《お》し活《かつ》のすすめ

コンサート鑑賞や
グッズ・雑誌の購入など、
リアルな行動は
脳を活性化させます

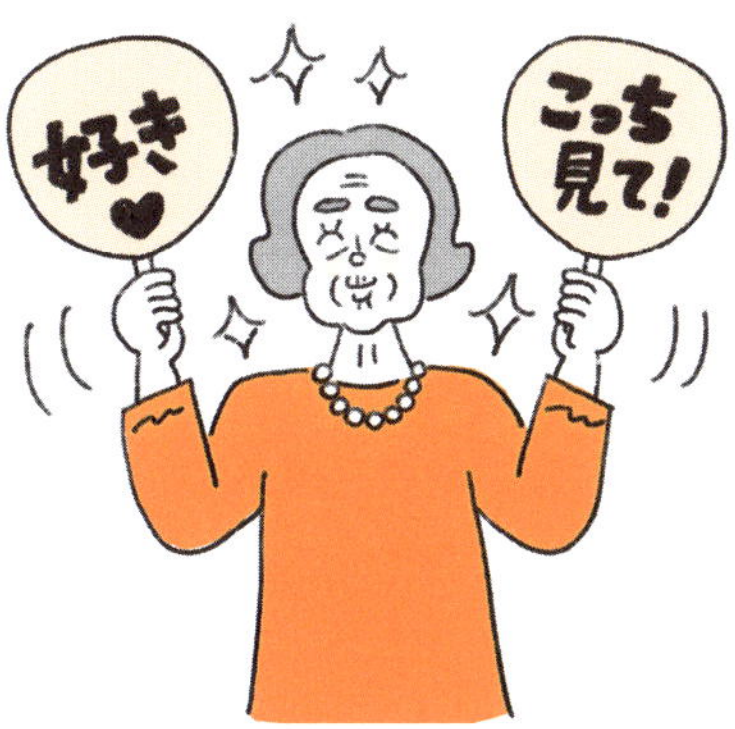

出典 新潟日報「Drの脳番地日記 Vol.207」より

遅口 1/4倍速 1/2倍速 0 2倍速 3倍速 早口

読んだらチェック!

ことば 15

日中《にっちゅう》は重々集中《じゅうじゅうしゅうちゅう》し
かくしゃくと働《はたら》き
睡眠時間《すいみんじかん》を削《けず》らない
優《すぐ》れた時間管理《じかんかんり》で
生産効率最大化《せいさんこうりつさいだいか》

出典 新潟日報「Drの脳番地日記 Vol.231」より

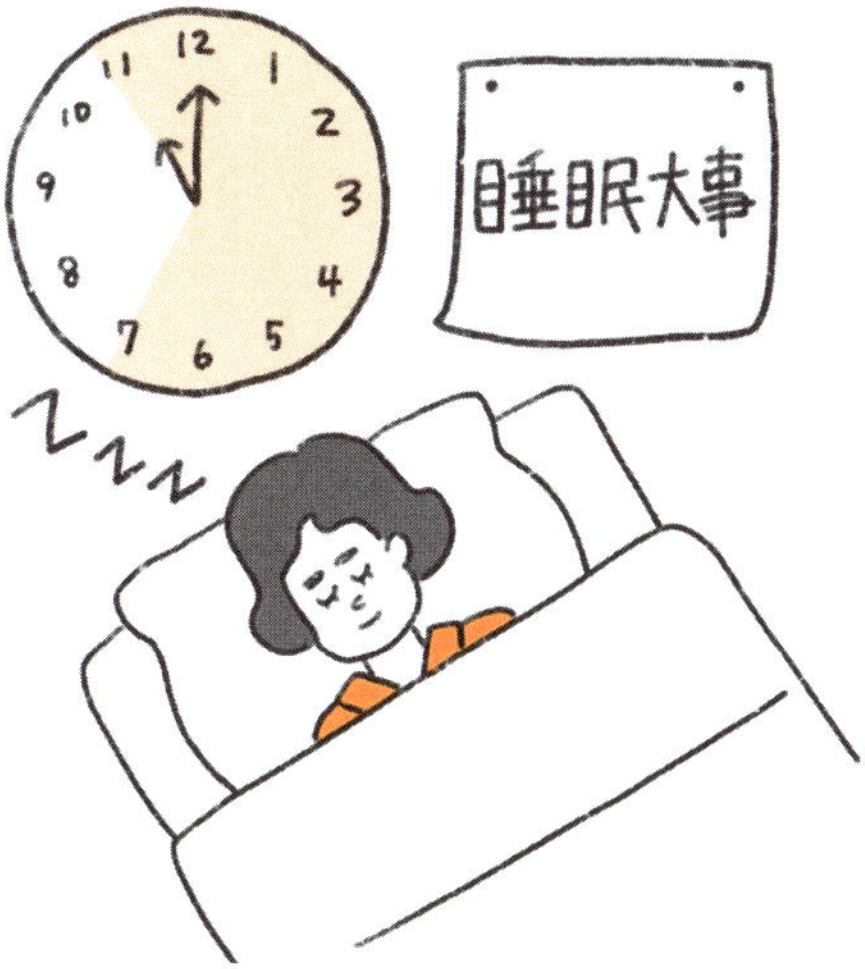

豆知識

私が実践している最大成果を上げる方法は、睡眠を毎日確実に8時間以上確保するために、日中の生活をテキパキこなすこと。残務が重なったり不測の事態が起こったりしても、睡眠時間を削らないよう先取りして余力を生み出す知恵を絞っています。

ことば 16

野《の》や山《やま》に生《は》える
色《いろ》とりどりの草花《くさばな》は
生《い》きとし生《い》ける友《とも》として
人《ひと》の脳《のう》もいきいきさせる

出典 新潟日報「Drの脳番地日記 Vol.199」より

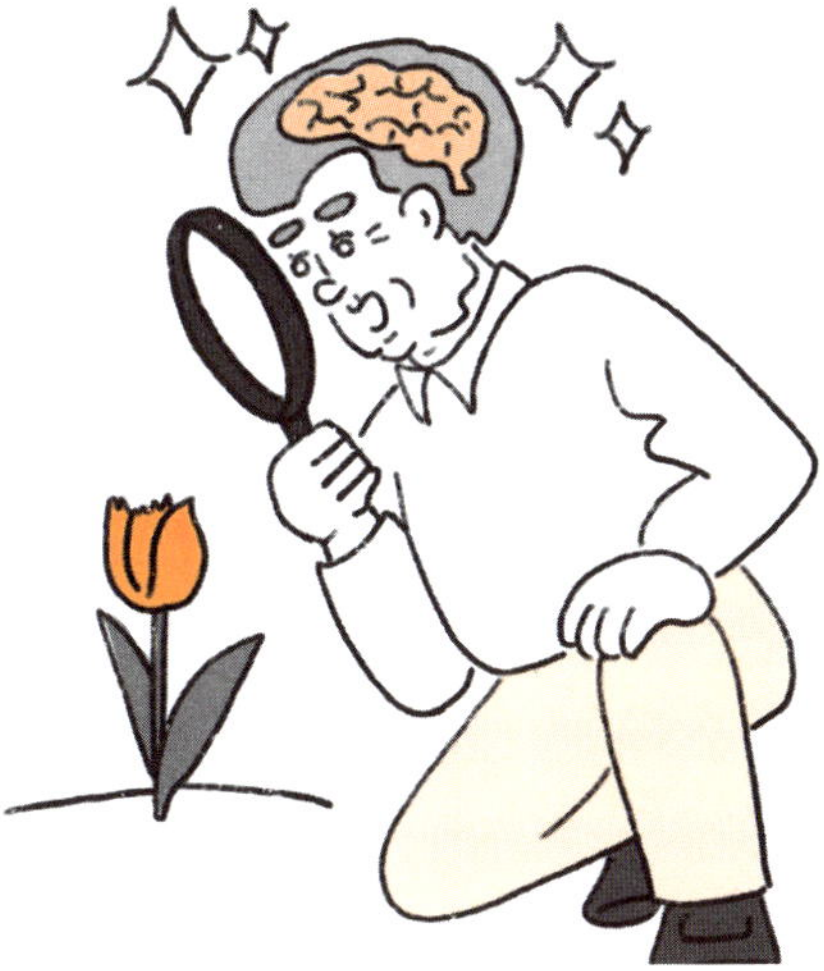

豆知識

歩きながら植物を探して、花言葉を調べてみる「草花探しウォーキング」は脳トレに最適。歩いて運動系を活性化、花を見て美しさに感動し、視覚系と感情系を喜ばせます。花言葉を調べることで、理解系、記憶系まで刺激してくれるのです。

遅口　1/4倍速　1/2倍速　0　2倍速　3倍速　早口

読んだらチェック!

自《じ》己《こ》感《かん》情《じょう》認《にん》識《しき》と
他《た》者《しゃ》感《かん》情《じょう》認《にん》識《しき》を高《たか》める
脳《のう》の見《み》る力《ちから》を鍛《きた》えるために
周《まわ》りの人《ひと》の目《め》を
3秒《びょう》以《い》上《じょう》見《み》つめてみる

出典　新潟日報「Drの脳番地日記 Vol.156」より

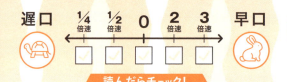

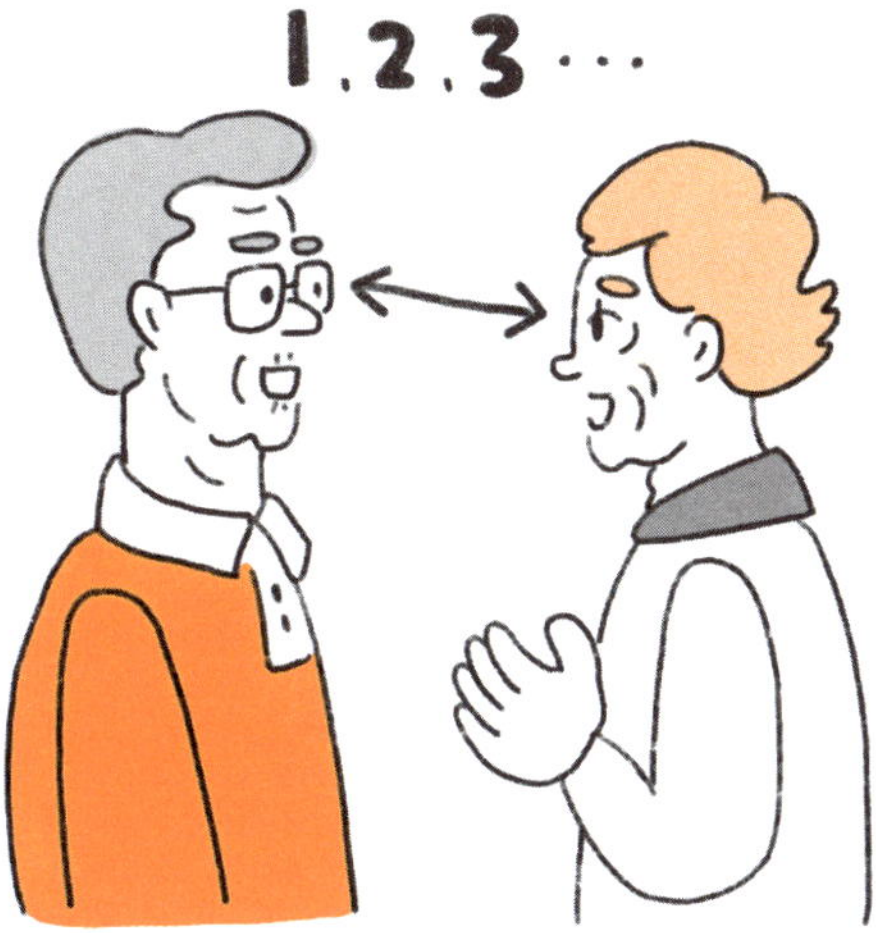

豆知識

話し相手と目を合わせられますか？　相手を長く見ることができると、脳には今の相手の状況が明確に映ります。しかしその時間が短いと、相手の状況を十分に把握することができません。相手の気持ちを察する能力は、脳の「見る力」と密接に関係しています。

ことば 18

健康《けんこう》寿命《じゅみょう》を脅《おびや》かす
骨粗鬆症《こつそしょうしょう》予防《よぼう》に
老若男女《ろうにゃくなんにょ》が
朝散歩《あささんぽ》を習慣化《しゅうかんか》

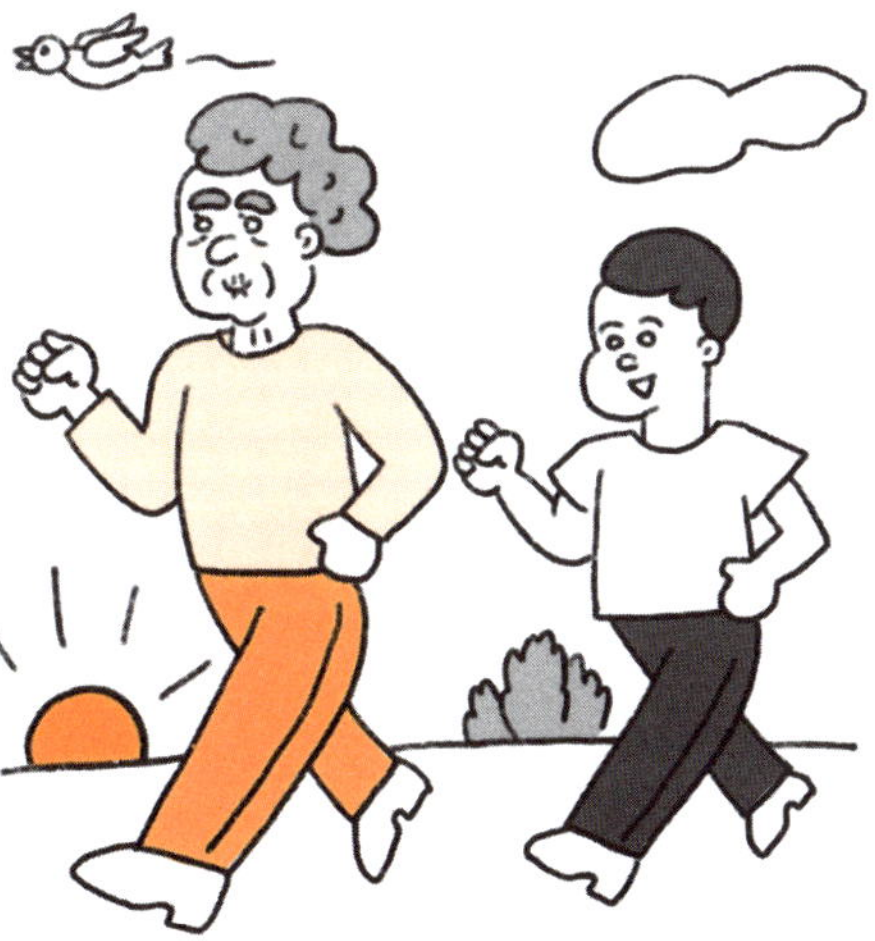

豆知識

骨密度が減少し、骨がスカスカになってしまう骨粗鬆症。高齢者の骨折は寝たきりのリスクにもつながります。年齢を問わず骨の量を減らさないために、カルシウムやビタミンＤの摂取、運動や日光浴などの生活習慣を取り入れることが大切です。

遅口 1/4倍速 1/2倍速 0 2倍速 3倍速 早口

読んだらチェック！

ことば 19

青色申告《あおいろしんこく》か
白色申告《しろいろしんこく》か
確定申告《かくていしんこく》は
確実《かくじつ》に期日《きじつ》までに

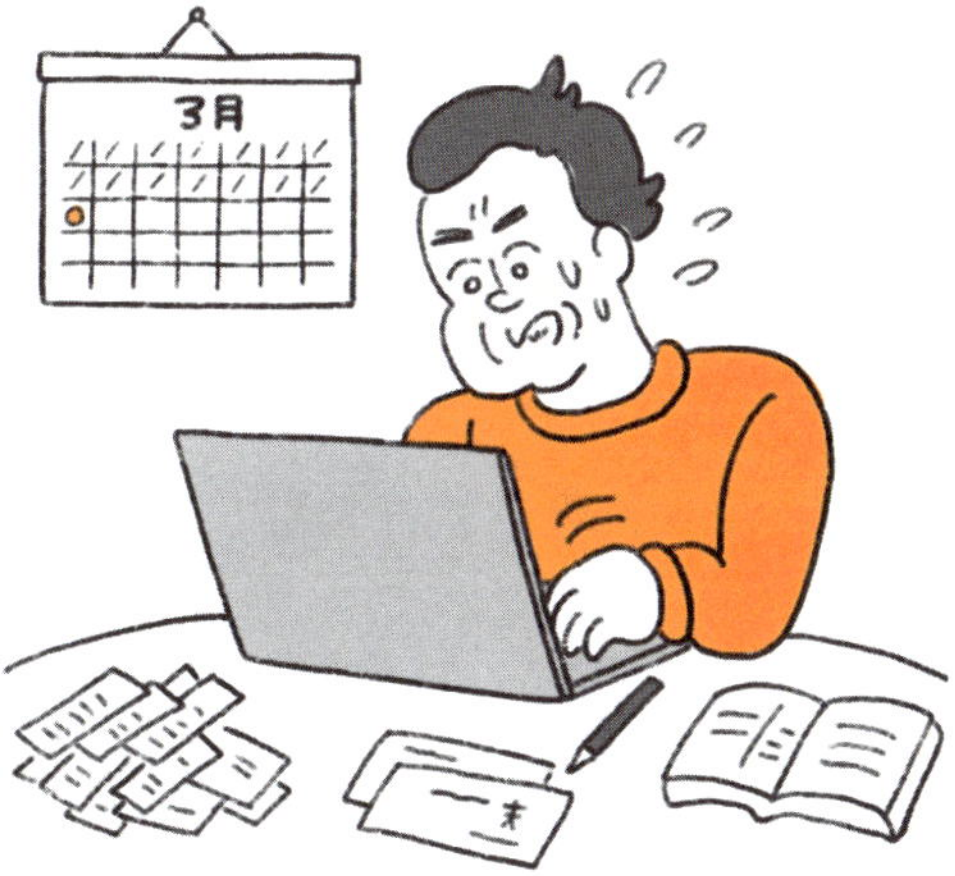

豆知識

公的年金は雑所得として、所得税・住民税の課税対象です。公的年金などの収入が年間 400 万円を超える人、年金収入は 400 万円以下でも、年金以外で 20 万円を超える収入がある人は確定申告が必要になります。いま一度調べてみましょう。

自転車《じてんしゃ》　自動車《じどうしゃ》
人力車《じんりきしゃ》　馬車《ばしゃ》
車輪《しゃりん》を足《た》し算《ざん》
和《わ》はいくつ

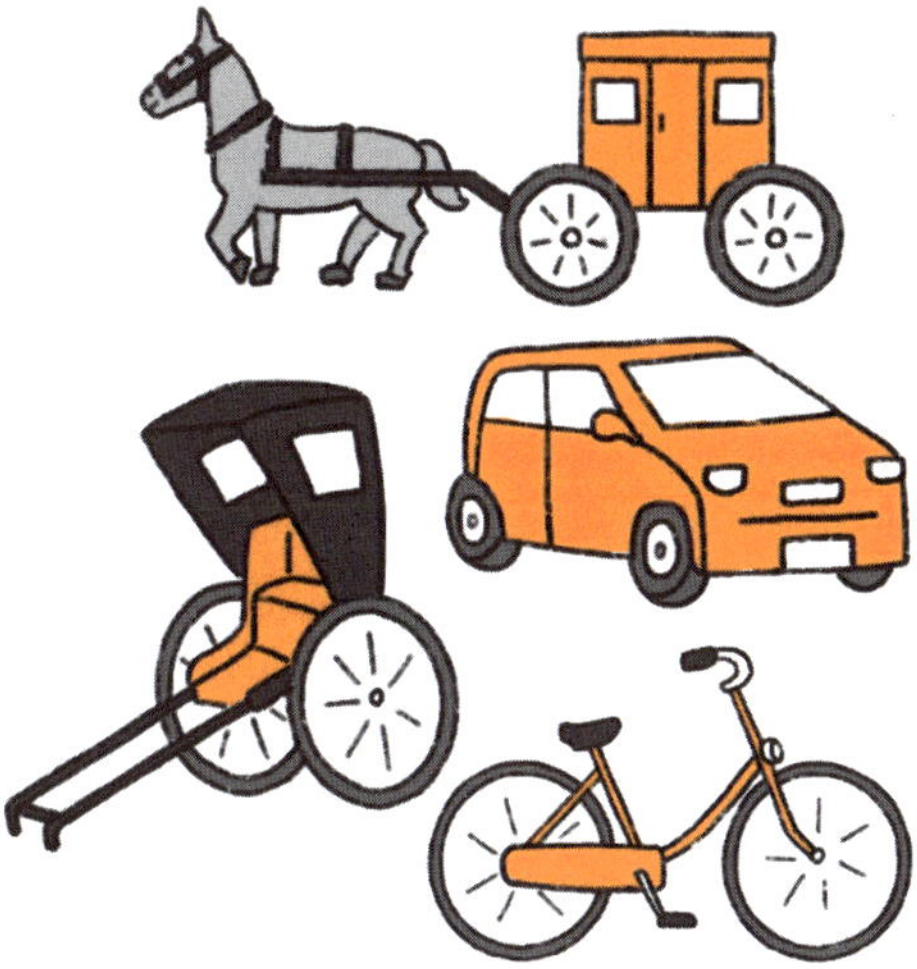

豆知識

まずはゆっくりと読みながら文章の内容を把握し、車輪の数を思い浮かべて実際に計算してみましょう。繰り返し声に出すと同時に、頭の中でも文章を反芻《はんすう》するようなイメージで、理解を深めていきます。車輪の和はいくつになりましたか？

コラム
COLUMN
1

認知症への階段は5段

「人や物の名前が出てこない」「何をしようと思っていたかすぐ忘れてしまう」など、物忘れを自覚したとき、認知症という言葉が頭をよぎり、不安になる方も多いのではないでしょうか。こうした症状は脳の働きの衰えによるものではありますが、すぐに生活に大きな影響《えいきょう》を及ぼすわけではありません。

認知症の症状の進み方には、5段のステップがあります。

1 ▶忘れ物が多いと自覚する(＝自覚的認知機能低下《じかくてきにんちきのうていか》)

2 ▶頻繁に忘れてしまう(＝軽度認知障害・認知症前駆状態)

3 ▶「自分は認知症かも」と感じる(＝認知症初期)

4 ▶家族や他人が「おかしい」と思う(＝認知症中期)

5 ▶症状が進んで徐々に動けなくなる(＝認知症中期〜末期)

周囲が「認知症かも？」と気付くのは第2と第3の段階に当たります。しかし、初期の段階では検査してもわかりづらく、異常が見つからないことも。多くが中期に入ってから判明します。

ですが、認知症が始まった脳も成長するので、症状の進行をできるだけ遅くするためにも対策は大切です。脳の中で、運動系脳番地がいちばんボケにくいので、口を動かして音読したり、足を動かして散歩をしたりすることは、認知症が急激に進むことを食い止めるための「頼みの綱」になってきます。

1963年、100歳以上の高齢者は日本に153人しかいませんでしたが、2024年現在、9万5119人と60年で600倍以上になっています。年齢を重ねるたびに「成長する脳」を目指していきましょう。

第 2 章

聞く力がアップすることば

この章では「自分の声を聞く」ことをより意識して取り組みましょう。言い回しやことばのリズムが面白い、民謡や童謡も含んだ一文を集めています。

遅口　1/4倍速　1/2倍速　0　2倍速　3倍速　早口

読んだらチェック!

ことば 21

音読《おんどく》で自分《じぶん》の声《こえ》を耳《みみ》でよく聞《き》き脳内《のうない》でも響《ひび》かせる

助詞を意識すると
名詞や動詞など
ことば同士の区別が
より明確になります

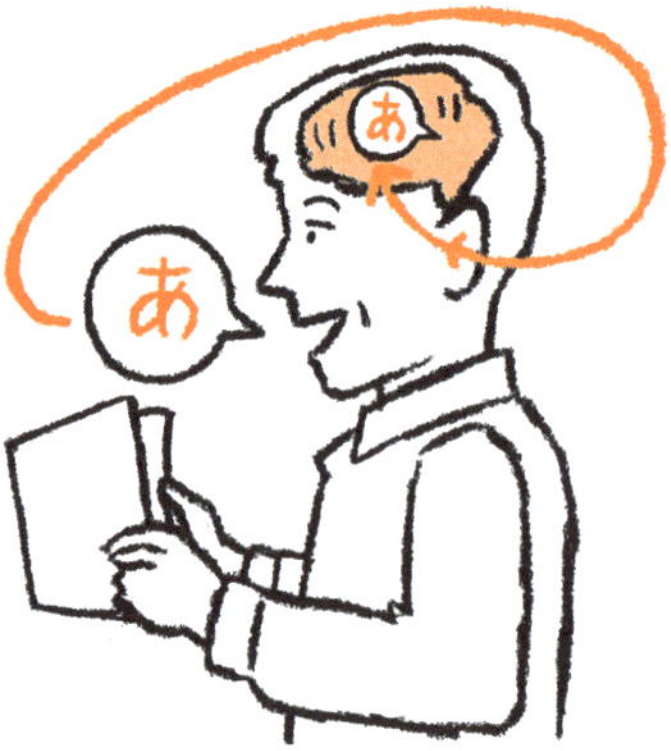

出典　新潟日報「Drの脳番地日記 Vol.147」より

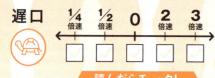

遅口 1/4倍速 1/2倍速 0 2倍速 3倍速 早口

読んだらチェック!

ことば 22

自《じ》問《もん》自《じ》答《とう》し 自《じ》分《ぶん》を鼓《こ》舞《ぶ》する ひとり言《ごと》の達《たつ》人《じん》

肯定的なつぶやきは
脳を活性化させるため
集中力がアップ!

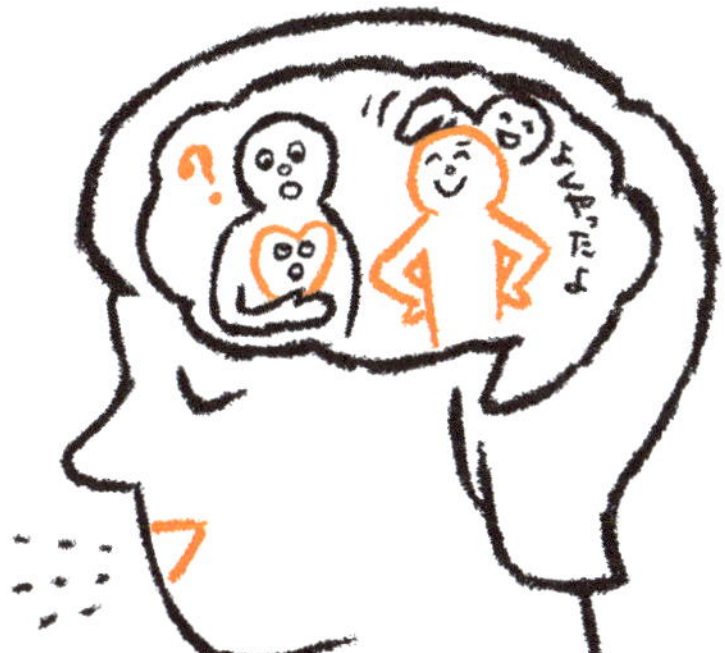

出典 新潟日報「Drの脳番地日記 Vol.222」より

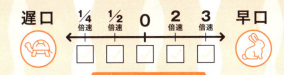

遅口 1/4倍速 1/2倍速 0 2倍速 3倍速 早口

読んだらチェック!

ことば 23

ラジオの継続的《けいぞくてき》な聴取《ちょうしゅ》で脳《のう》が成長《せいちょう》

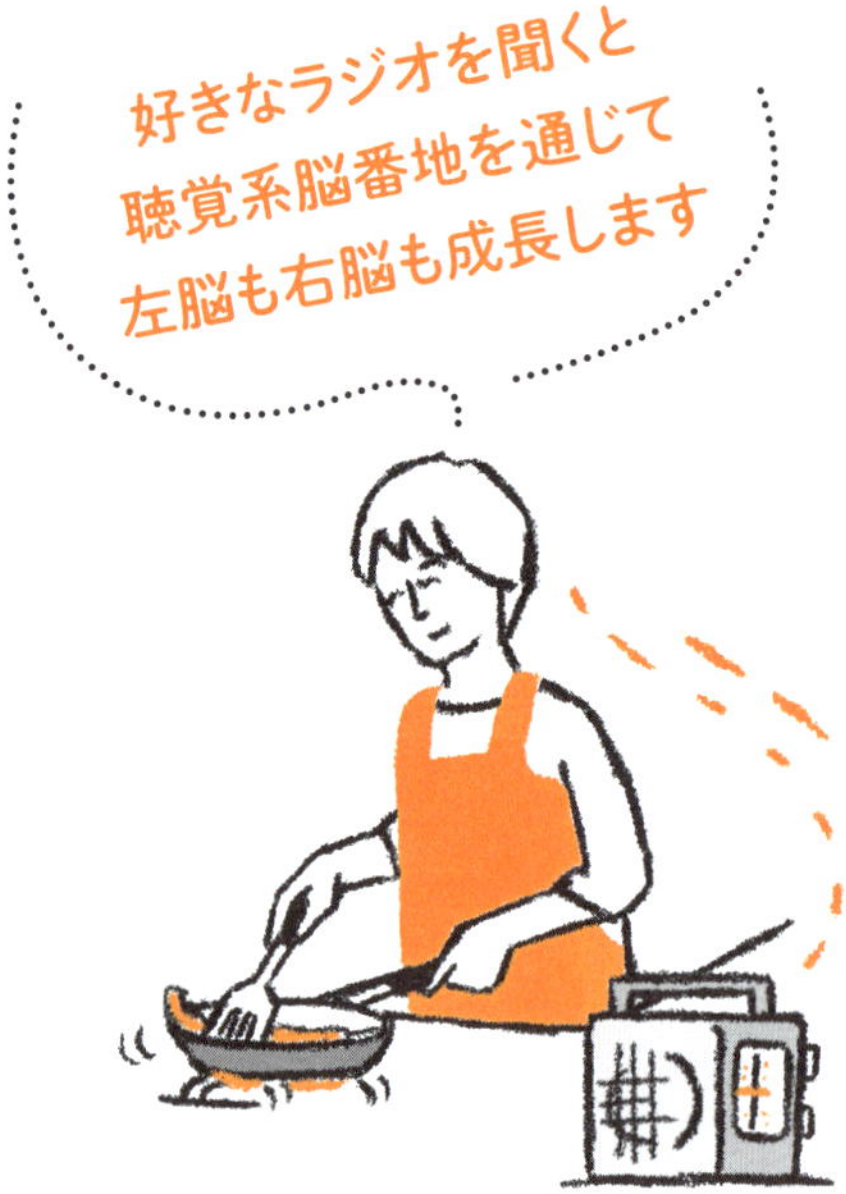
好きなラジオを聞くと
聴覚系脳番地を通じて
左脳も右脳も成長します

出典 新潟日報「Drの脳番地日記 Vol.115」より

人《ひと》に伝《つた》える回数《かいすう》が増《ふ》えればおのずと聞《き》く機会《きかい》が増《ふ》える

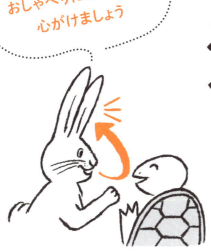

日々の生活の中で
おしゃべりになることを
心がけましょう

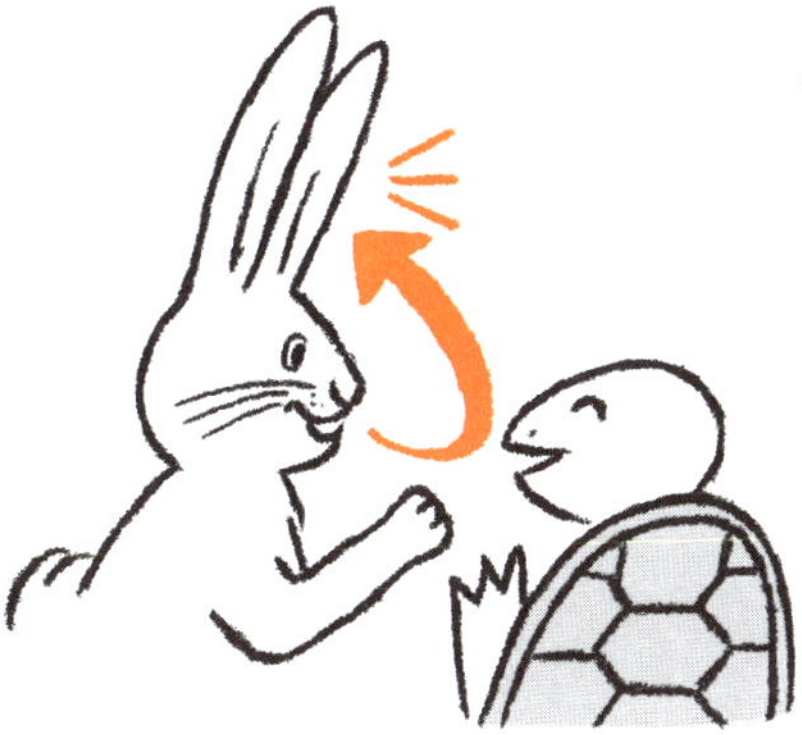

出典　新潟日報「Drの脳番地日記 Vol.238」より

夕食《ゆうしょく》の塩分量《えんぶんりょう》を意識《いしき》し
無意識《むいしき》の夜間覚醒《やかんかくせい》を
減少《げんしょう》させ睡眠改善《すいみんかいぜん》

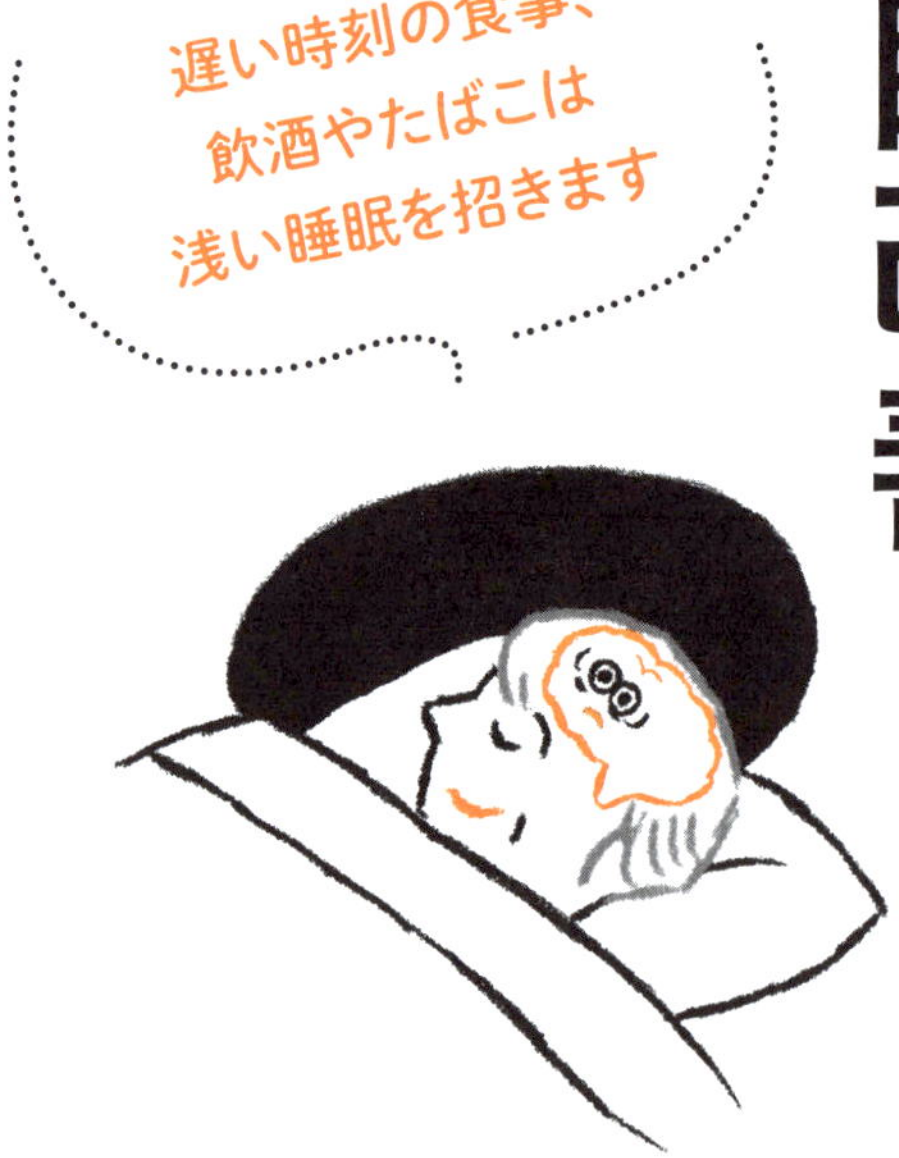
遅い時刻の食事、
飲酒やたばこは
浅い睡眠を招きます

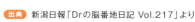

出典 新潟日報「Drの脳番地日記 Vol.217」より

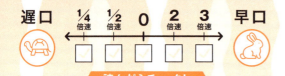

バイアスを減《へ》らして一《いっ》層《そう》真《しん》実《じつ》が見《み》える脳《のう》で過《す》ごす

聴覚系が不得意な人は
音読やラジオで鍛えて
思考のクセを
改善しましょう

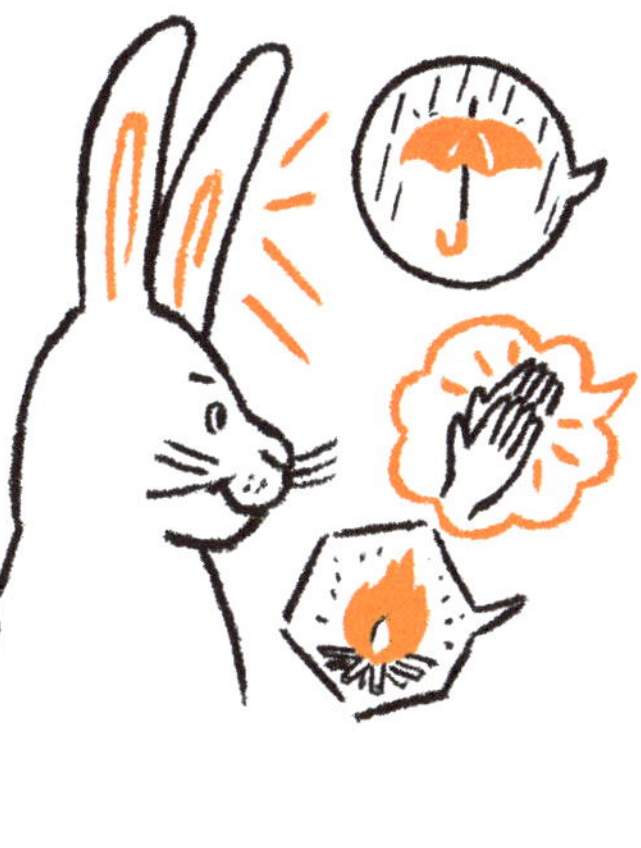

出典 新潟日報「Drの脳番地日記 Vol.227」より

遅口 1/4倍速 1/2倍速 0 2倍速 3倍速 早口

読んだらチェック！

ことば 27

隅《すみ》っこに咲《さ》く
スミレ見《み》れば
満《み》ち満《み》ちる気《き》持《も》ち

自分を不思議と
元気にしてくれる
場所を持つことは
大切です

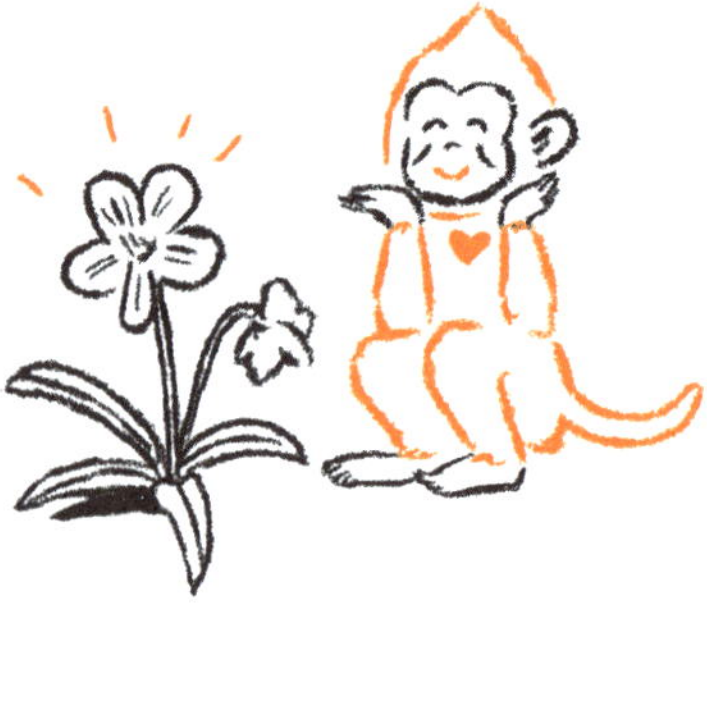

出典 新潟日報「Drの脳番地日記 Vol.35」より

遅口　1/4倍速　1/2倍速　0　2倍速　3倍速　早口

読んだらチェック!

ことば 28

加藤《かとう》式《しき》脳科学《のうかがく》音読法《おんどくほう》を攻略《こうりやく》し8つの脳番地《のうばんち》をすみずみ活性化《かっせいか》

音読は脳を
満遍なく鍛えられる
すごい脳トレです!

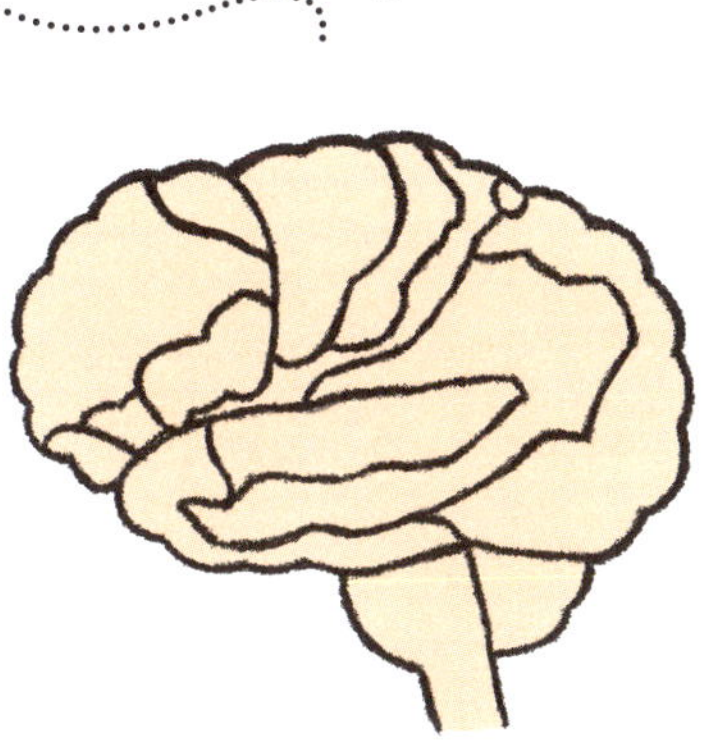

出典　新潟日報「Drの脳番地日記 Vol.47」より

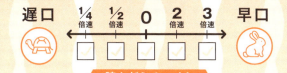

遅口　1/4倍速　1/2倍速　0　2倍速　3倍速　早口

読んだらチェック！

ことば 29

早春《そうしゅん》の山道《やまみち》に咲《さ》く
白《しろ》くふさふさの花《はな》
のびのび枝《えだ》を伸《の》ばす
寺泊《てらどまり》野積《のづみ》のネコヤナギ

出典　新潟日報「Drの脳番地日記 Vol.150」より

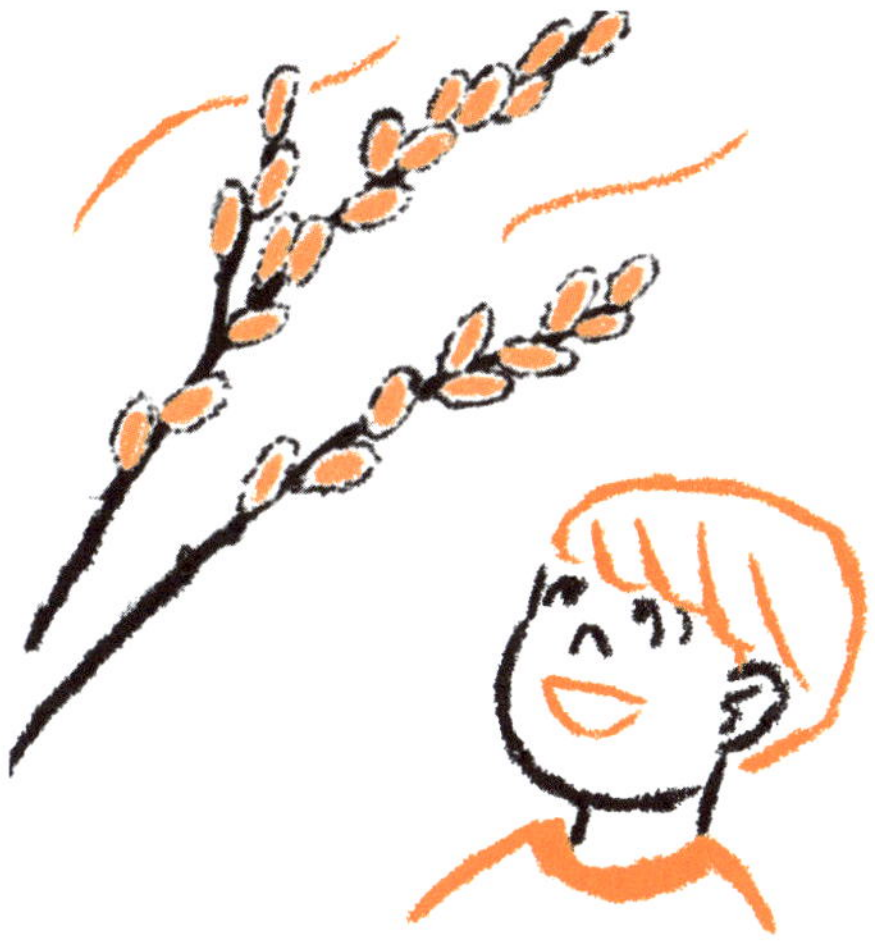

豆知識

3～4月ごろに咲き、古くから春を告げる植物としても愛されています。ネコヤナギという名前は、猫のしっぽのような花穂の見た目に由来しています。花言葉は「自由」で、見ると元気をもらえます。

ことば 30

遅口　1/4倍速　1/2倍速　0　2倍速　3倍速　早口

読んだらチェック!

アラゲキクラゲ

干《ほ》しシイタケ

シラス干《ぼ》し

脳《のう》も骨《ほね》も元気《げんき》にする

欠《か》かせないビタミンD

出典 新潟日報「Drの脳番地日記 Vol.170」より

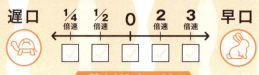

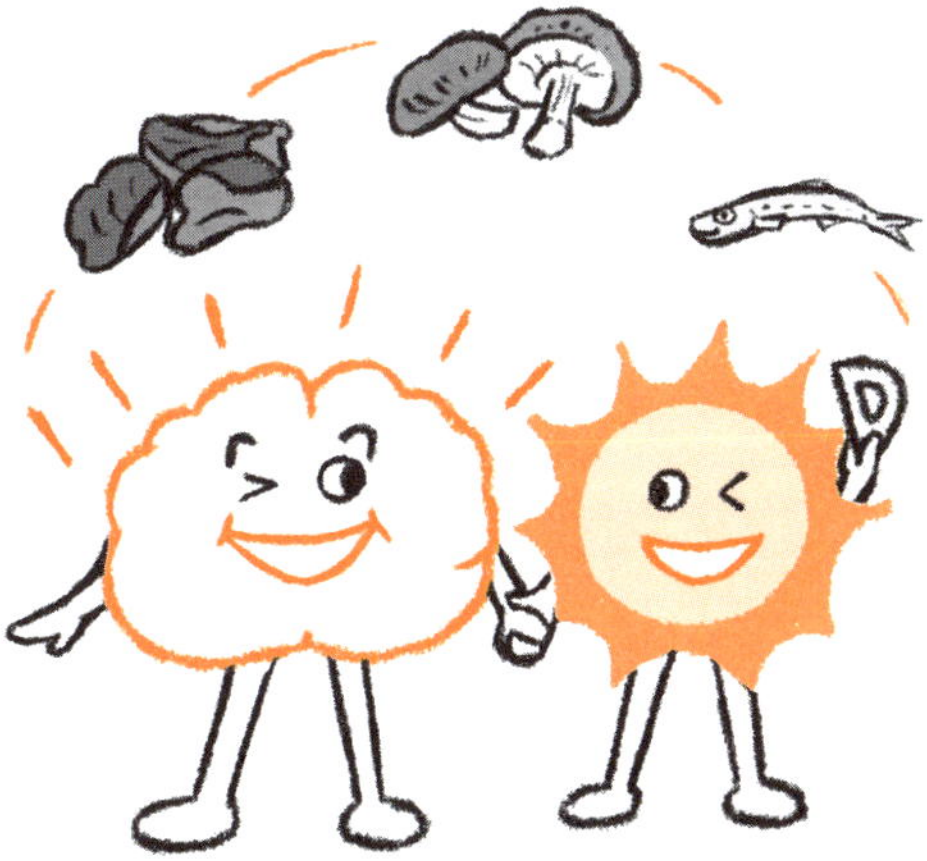

豆知識

骨や歯の成長に重要なビタミンDは、脳の働きとも密接な関係があります。ビタミンD欠乏症は、倦怠感、物忘れ、不安感、これまで興味があったことでも関心が薄くなるなど、うつ病と同様の症状が出るため、注意が必要です。

遅口　1/4倍速　1/2倍速　0　2倍速　3倍速　早口

読んだらチェック!

ことば 31

野《の》の野《の》うさぎ
にんじん買《か》いに
エンジンかけた

ウサギの耳は可動域が
広く左右別々に動かす
ことができます

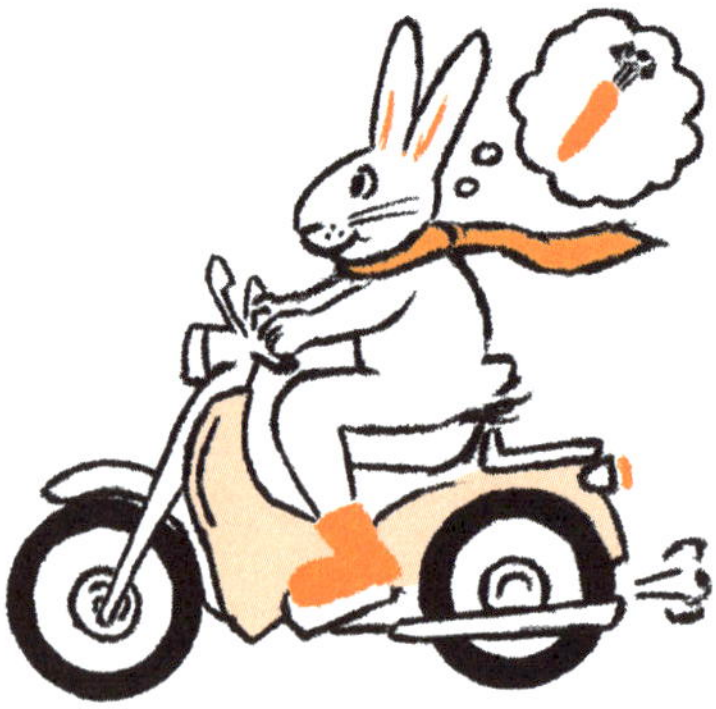

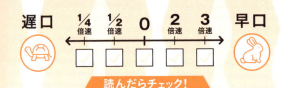

ことば 32

しばしも休《やす》まず
つち打《う》つひびき

今は見ることのない
光景を懐かしみながら
読んでみましょう

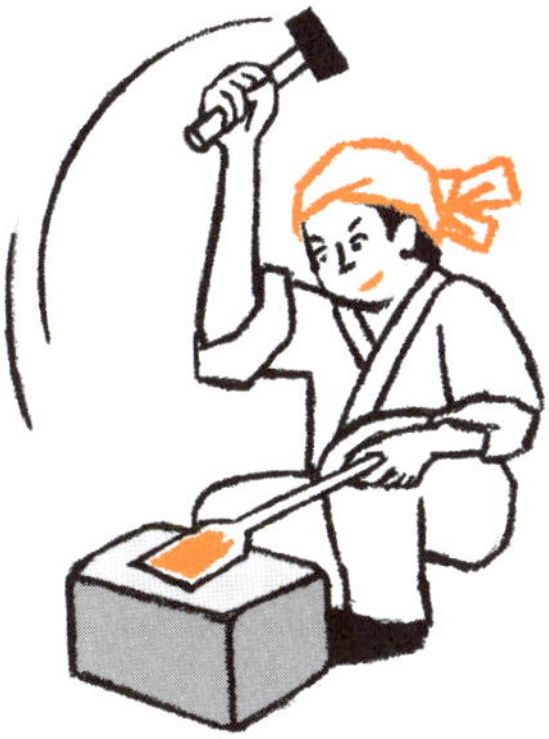

出典 文部省唱歌『村の鍛冶屋』より

遅口　1/4倍速　1/2倍速　0　2倍速　3倍速　早口

読んだらチェック!

ことば 33

春《はる》の小川《おがわ》は
さらさら行《い》くよ
蝦《えび》やめだかや
小鮒《こぶな》の群《む》れに

出典　文部省唱歌『春の小川』より

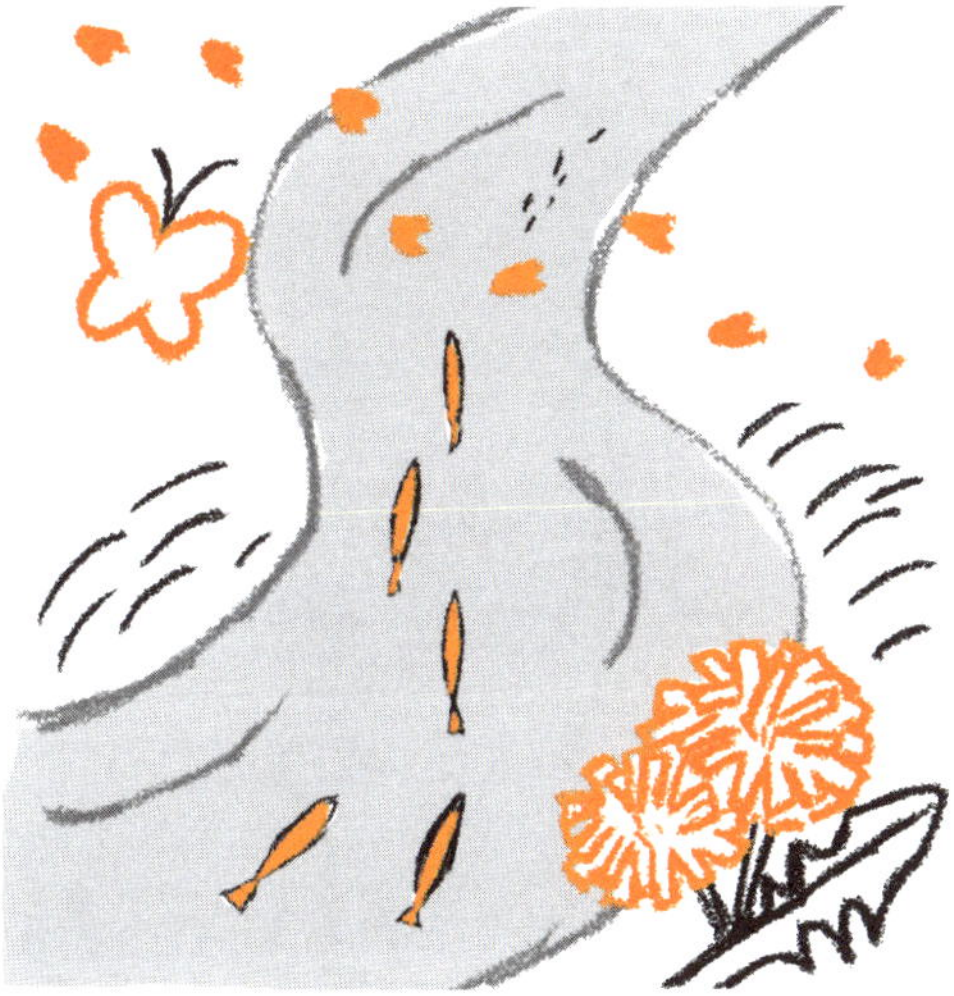

豆知識

豊かな自然の風景が鮮やかに思い浮かぶ、誰もが知っている童謡です。1912 年から現代まで 100 年以上にわたって歌い継がれています。音読しながら、印象に残っている春の景色、出来事を思い出してみましょう。

遅口　1/4倍速　1/2倍速　0　2倍速　3倍速　早口

読んだらチェック!

ことば 34

栗《り》鼠《す》　栗《り》鼠《す》　小《こ》栗《り》鼠《す》

ちょろちょろ小《こ》栗《り》鼠《す》

杏《あんず》の実《み》が赤《あか》いぞ

食《た》べ食《た》べ　小《こ》栗《り》鼠《す》

出典　北原白秋『りすりす小栗鼠』より

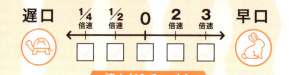

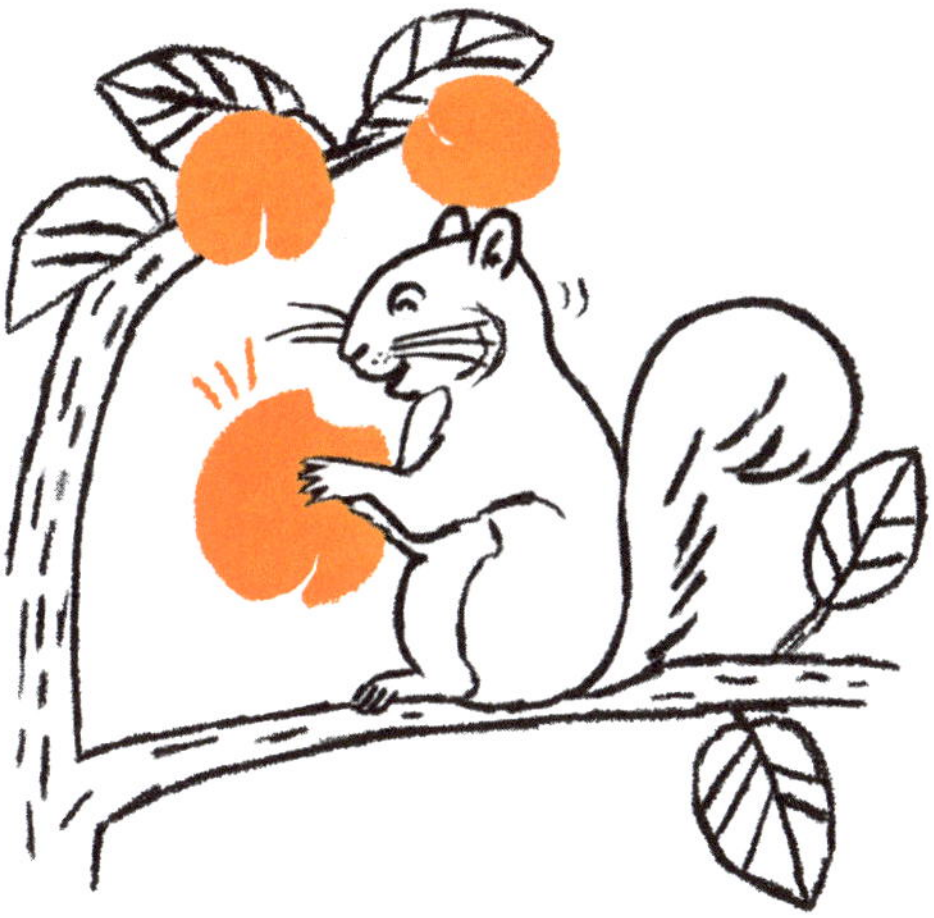

豆知識

詩人・北原白秋が作詞した童謡です。1918年に創刊された童話と童謡の児童雑誌『赤い鳥』の創刊号に掲載されました。『あめふり』『待ちぼうけ』『からたちの花』など、ほかにも数多くの作品を世に残しています。

ことば 35

めでためでたの
若《わか》松《まつ》様《さま》よ

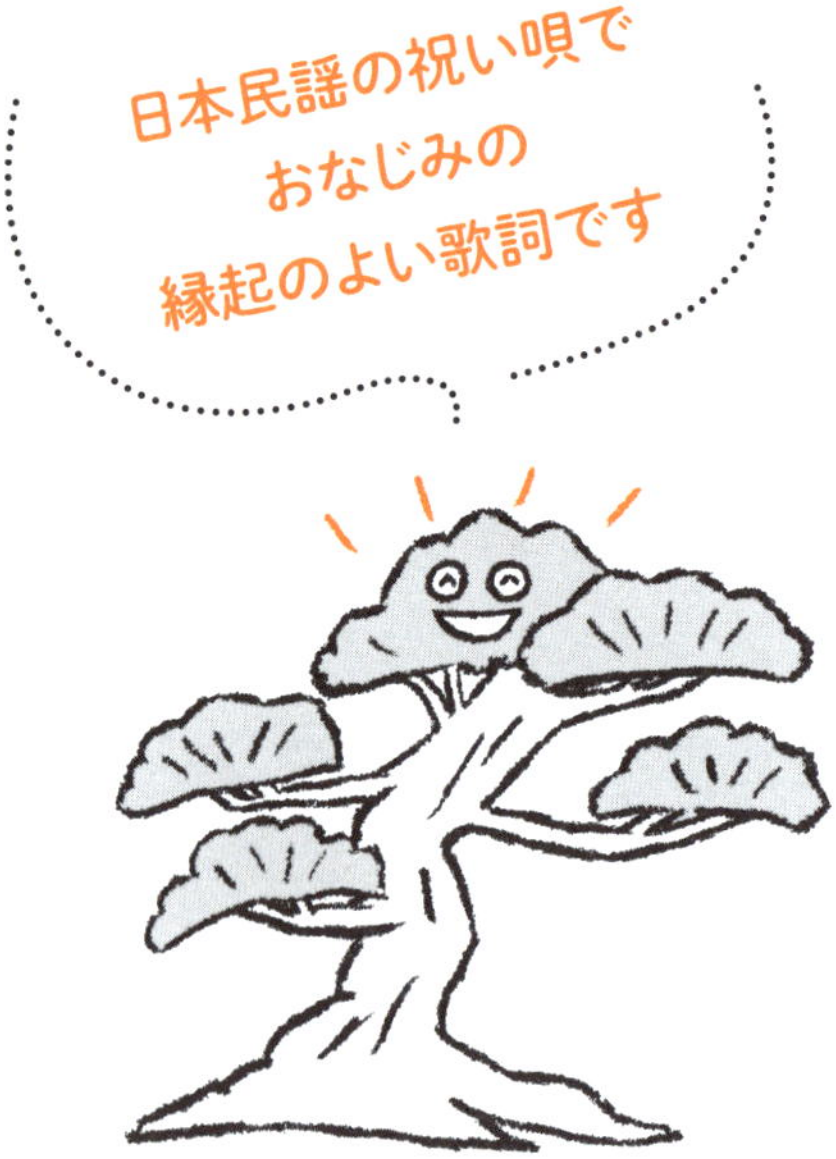
日本民謡の祝い唄で
おなじみの
縁起のよい歌詞です

出典 山形県民謡『花笠音頭』より

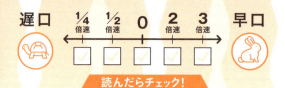

遅口 1/4倍速 1/2倍速 0 2倍速 3倍速 早口

読んだらチェック!

ことば 36

唐《から》傘《かさ》っコ買《か》ってけろや とらじょ様《さま》

気立てのよい虎蔵《とらぞう》という
男性の名がなまって
「とらじょ」になったと
いわれています

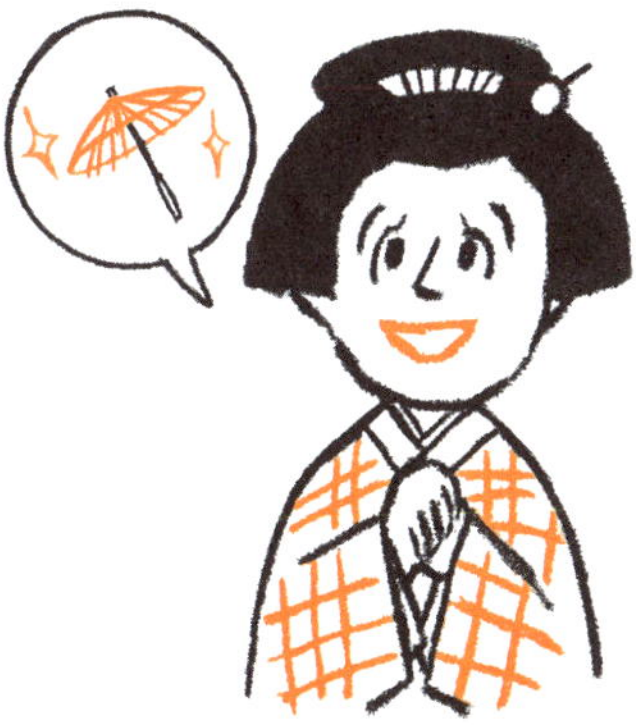

出典 青森県民謡『とらじょ様』より

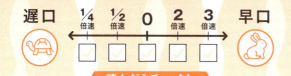

鰊《にしん》来《き》たかとかもめに
問《と》えば私《わた》しゃ立《た》つ鳥《とり》
波《なみ》に聞《き》け

運動会などでも踊られる
『ソーラン節』は
ニシン漁の歌として
有名です

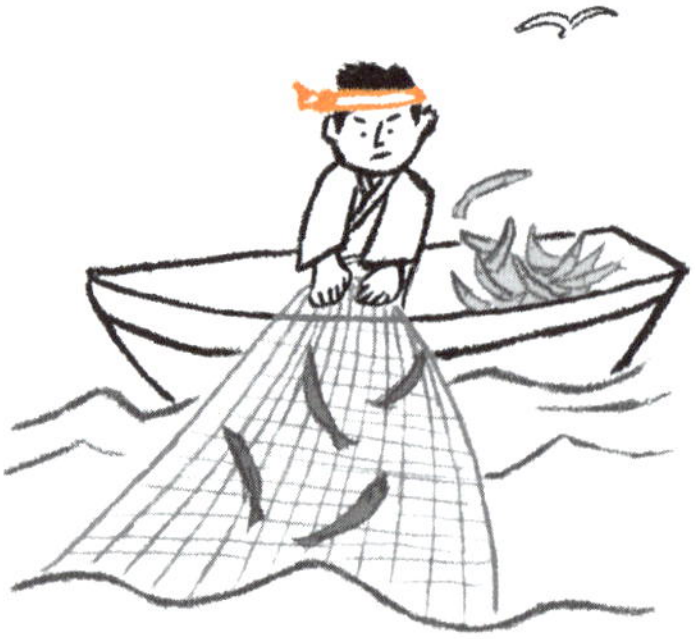

出典 北海道民謡『ソーラン節』より

遅口 ¼倍速 ½倍速 0 2倍速 3倍速 早口

読んだらチェック!

ことば 38

佐《さ》渡《ど》へ
八《はち》里《り》のさざ波《なみ》越《こ》えて
鐘《かね》が聞《き》こゆる寺泊《てらどまり》

佐渡を代表する
盆踊り唄で編み笠《がさ》を
かぶって踊ります

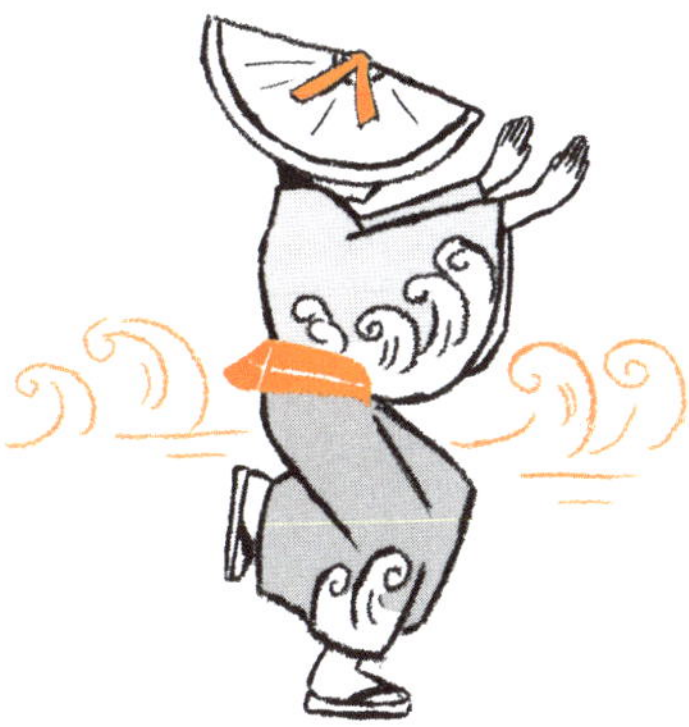

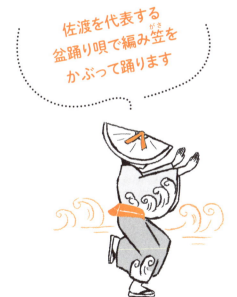

出典 新潟県民謡『佐渡おけさ』より

遅口　1/4倍速　1/2倍速　0　2倍速　3倍速　早口

読んだらチェック!

ことば 39

お江戸《えど》日本橋《にほんばし》　七《なな》ツ立《だ》ち

初《はつ》のぼり　行列《ぎょうれつ》そろえて

あれわいさのさ

こちゃ高輪《たかなわ》

夜明《よあ》けて提灯《ちょうちん》消《け》す

出典 『お江戸日本橋』より

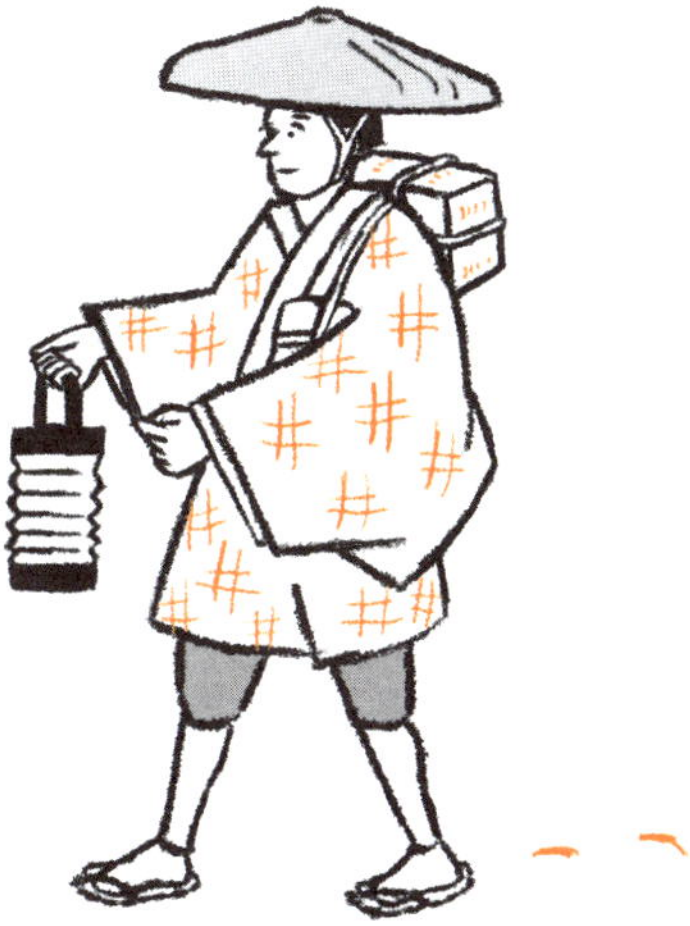

豆知識

東京・日本橋から京都まで、東海道五十三次の宿場を歌い込んだ民謡です。「七つ（現在の時刻で午前４時ごろ）」に日本橋を出発し、ちょうど高輪で夜が明けたので提灯を消したという一節です。

遅口　1/4倍速　1/2倍速　0　2倍速　3倍速　早口

読んだらチェック!

ことば 40

荷方寺町《にかたてらまち》の
花《はな》売《う》り婆《ば》さま
花《はな》も売《う》らずに油《あぶら》売《う》る
高《たか》いお山《やま》の御殿《ごてん》の桜《さくら》
花《はな》は七重《ななえ》だ　八重《やえ》に咲《さ》く

出典　秋田県民謡『秋田荷方節』より

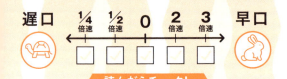

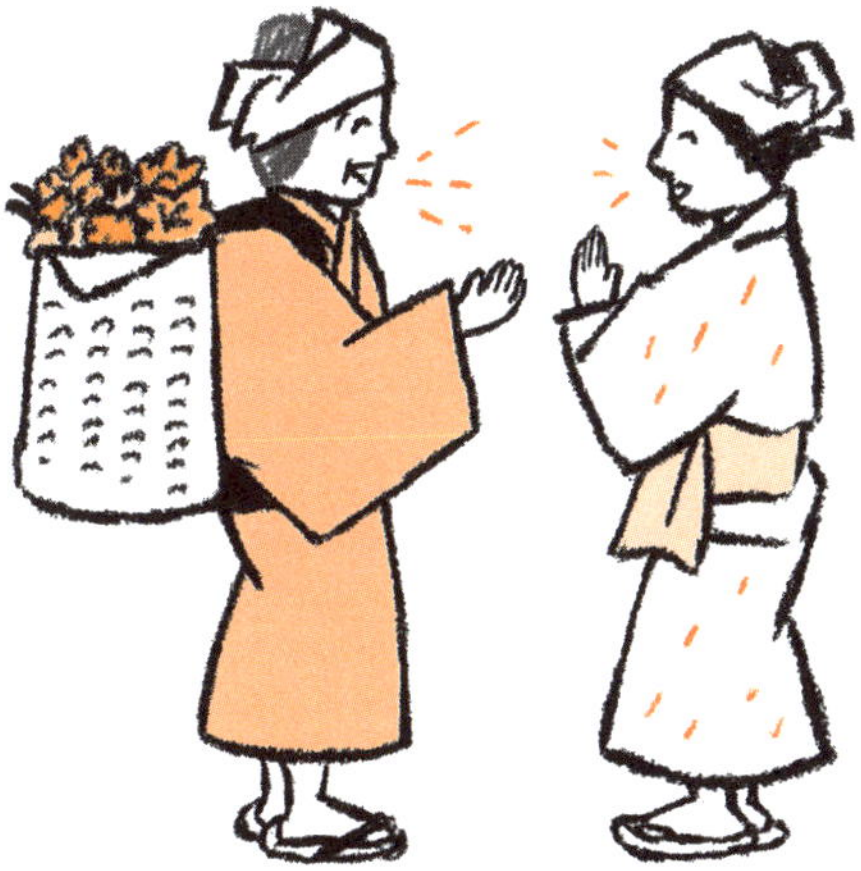

豆知識

新潟県民謡の『新潟節』が秋田県に伝わり、「新潟」が「荷方」と変化したのではないかといわれています。祝い唄として、リズミカルで華やかな三味線の伴奏とともに、のびのびと歌われます。

コラム
COLUMN
2

ラジオを聴くことで脳が成長！

認知症を予防する対策として、聴覚系脳番地を通じて記憶力が鍛えられるラジオはおすすめです。

2020年、大学生8人を対象に「ラジオを聴き続けると脳にどのような影響を与えるのか」を検証しました。大学生たちは1日合計2時間以上、1ヶ月間にわたりラジオを聴取し、ラジオを聴き始める前と後にMRI脳画像を撮影。番組の内容や聴く場所、時間帯などは指定せず、ライフスタイルに合わせて継続してもらいました。

すると、驚くべき結果を見ることができたのです。ラジオでは、耳からパーソナリティーの話や話題の音楽などを聴くため、言語記憶の脳番地が刺激されると予想していました。ところが、実際の結果は左脳にある言語記憶の脳番地が活性化されるだけでなく、右脳にあるイメージ記憶に関係する脳番地が最大で2.4倍も成長していたのです。さらに、聴覚系・理解系脳番地も最大で2倍成長したことが明らかになりました。ラジオは音声情報のみですが、聴いたことばを想像力で補う脳の働きが促され、言語記憶だけでなくイメージ記憶も強化されたのだと考えられます。

このMRI脳画像診断により、世界で初めて「ラジオを聴くことで脳が成長する」ということが実証されたのです。

新潟の田舎では、手軽なラジオを聞きながら農作業をしている光景をよく見かけます。コロナ禍を経て、人々の生活へさらに浸透したラジオ。ぜひ家事や仕事をし「ながらラジオ」で、何歳になっても脳を成長させ続けましょう。

第3章

滑舌改善で会話力がアップすることば

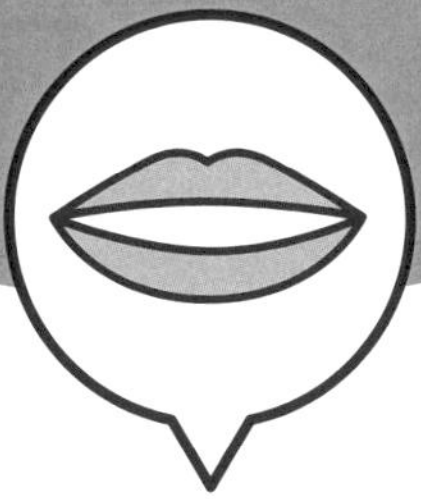

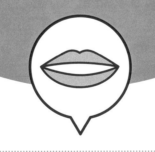

言いにくさ満載のこの章では、まずはできるだけ「遅口」を意識して、口をしっかり動かしていきましょう。定番の早口ことばや、カ行やサ行などの子音が多い一文を取り上げています。

新人《しんじん》シャンソン歌手《かしゅ》
総出演《そうしゅつえん》
新春《しんしゅん》シャンソンショー

「ウー、イー」と
口まわりをほぐして
始めましょう

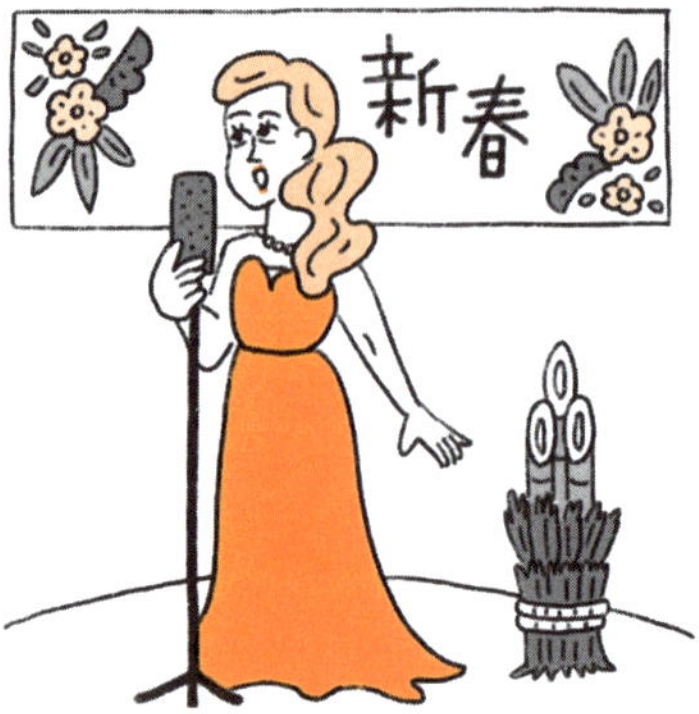

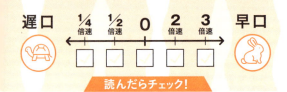

著《ちょ》者《しゃ》著《ちょ》書《しょ》制《せい》作《さく》中《ちゅう》に 摘《てき》出《しゅつ》手《しゅ》術《じゅつ》

苦手な人も多いサ行、
まずはできるだけ
ゆっくりから！

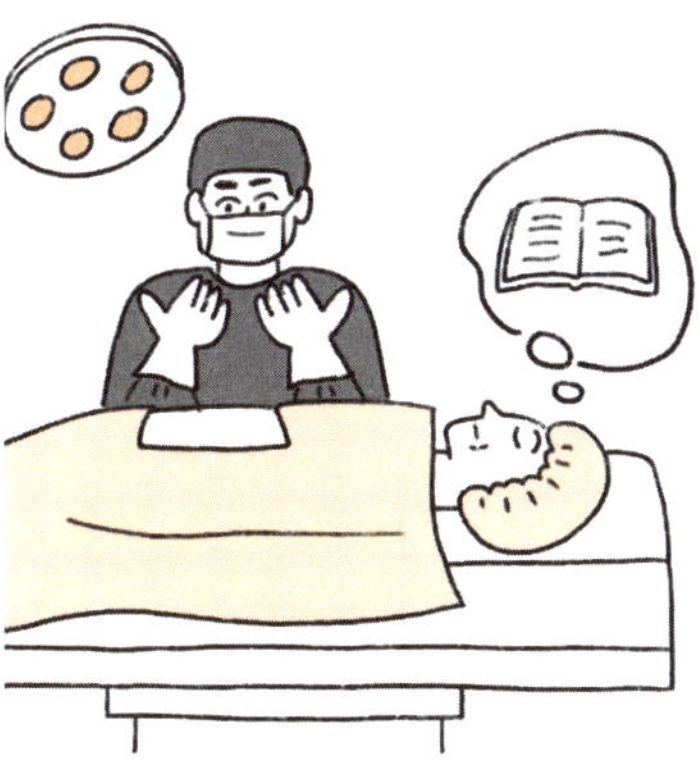

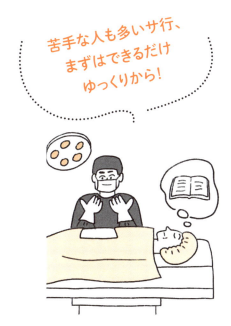

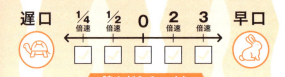

ことば 43

自《じ》分《ぶん》で捕《と》った
じんびりでハゼ釣《つ》り

「じんびり」は
新潟県の方言で「ミミズ」
のことです

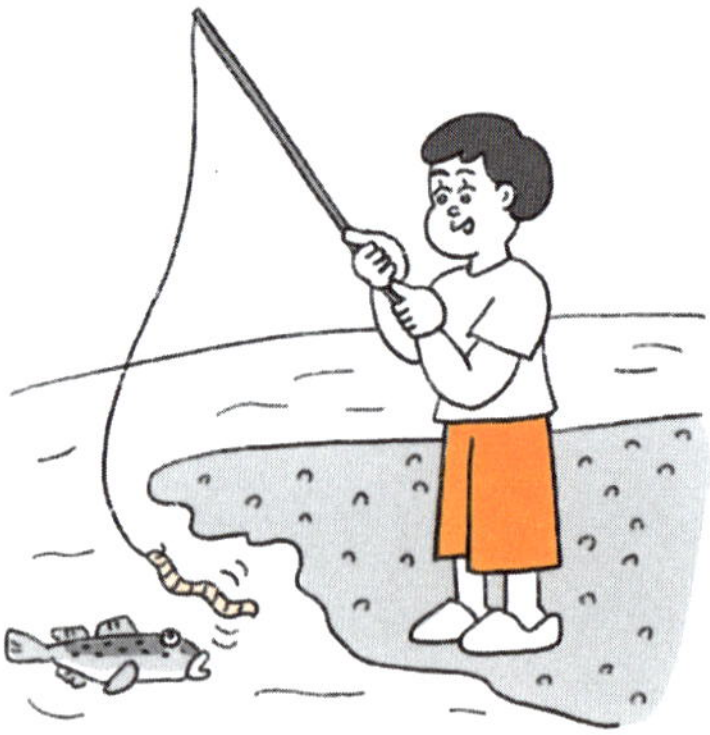

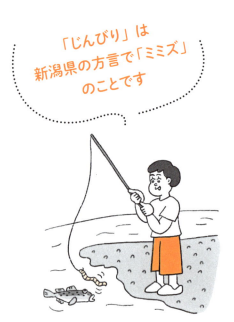

出典　新潟日報「Drの脳番地日記 Vol.209」より

遅口 1/4倍速 1/2倍速 0 2倍速 3倍速 早口

読んだらチェック!

ことば 44

メロンもレモンも
マロンもペロリ

五十音の中でもラ行は
よく舌を動かす発声と
いわれます

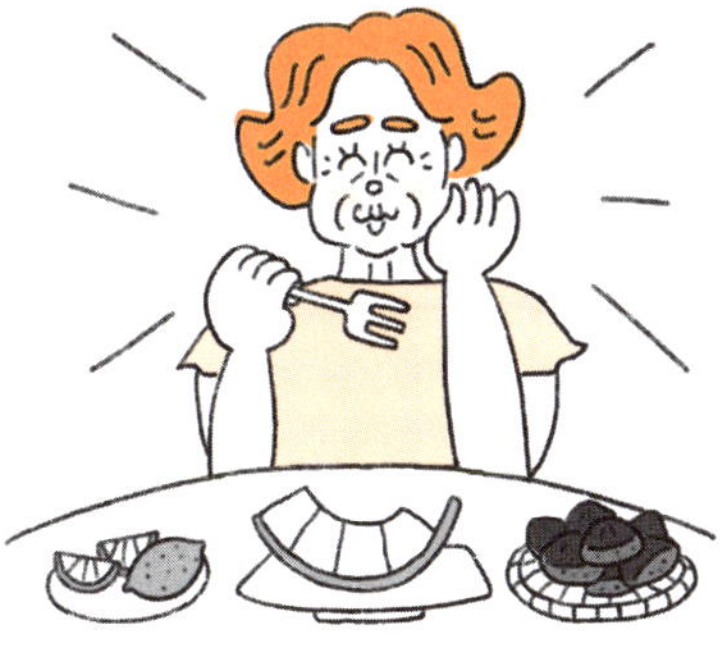

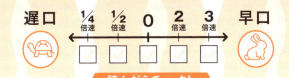

遅口　1/4倍速　1/2倍速　0　2倍速　3倍速　早口

読んだらチェック!

ことば 45

細溝《ほそみぞ》に　泥鰌《どじょ》によろり

京《きょう》の生鱈《なまたら》　奈良《なら》　生学鰹《なままながつお》

ちょと四《し》五《ご》貫《かん》目《め》

お茶《ちゃ》立《た》ちょ　茶《ちゃ》立《だ》ちょ

ちゃっと立《た》ちょ　茶《ちゃ》立《だ》ちょ

出典『外郎売』より

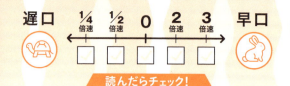

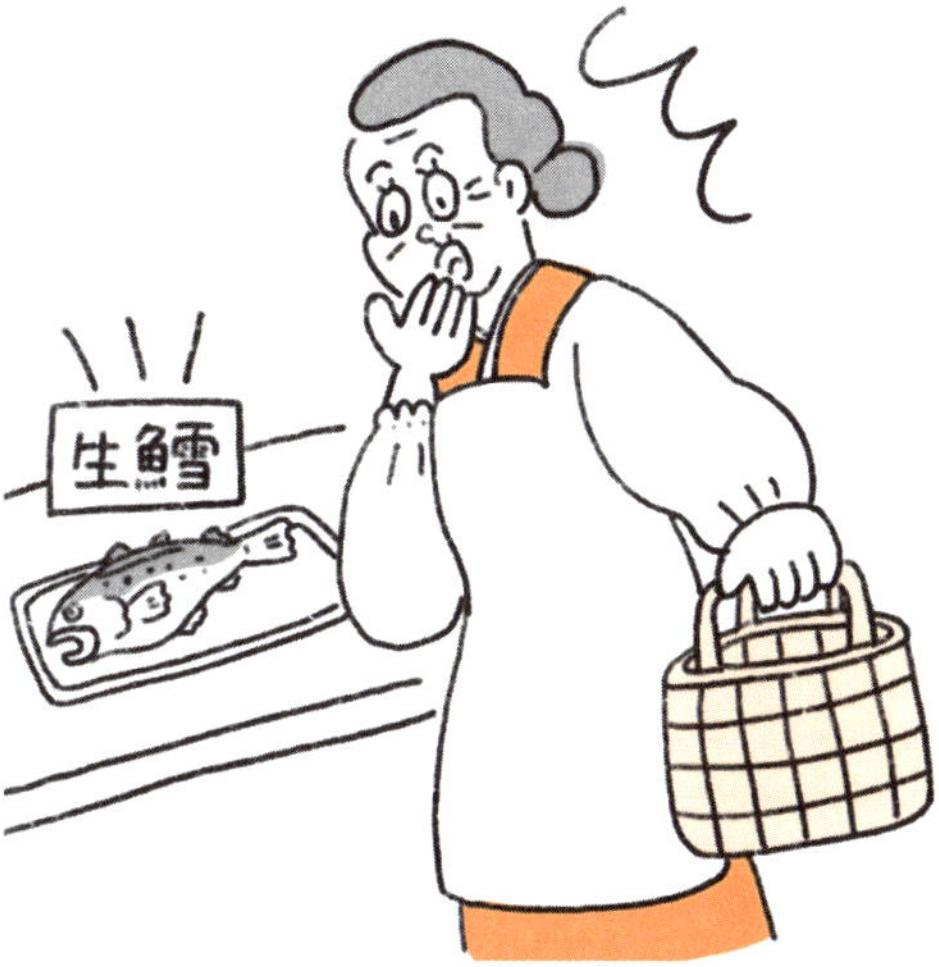

豆知識

『外郎売《ういろううり》』は歌舞伎十八番の演目のひとつです。1718年、二代目市川團十郎《だんじゅうろう》が初めて演じました。紹介した文章以外にも、「武具馬具《ぶぐばぐ》、武具馬具《ぶぐばぐ》、三武具馬具《みぶぐばぐ》」などの音が面白いセリフがたくさん登場します。

遅口 1/4倍速 1/2倍速 0 2倍速 3倍速 早口

読んだらチェック!

ことば 46

奇《き》々《き》怪《かい》々《かい》 柿《かき》食《く》う鎌鼬《かまいたち》

鎌鼬は風に乗って現れ
人を切りつけると
伝わる妖怪です

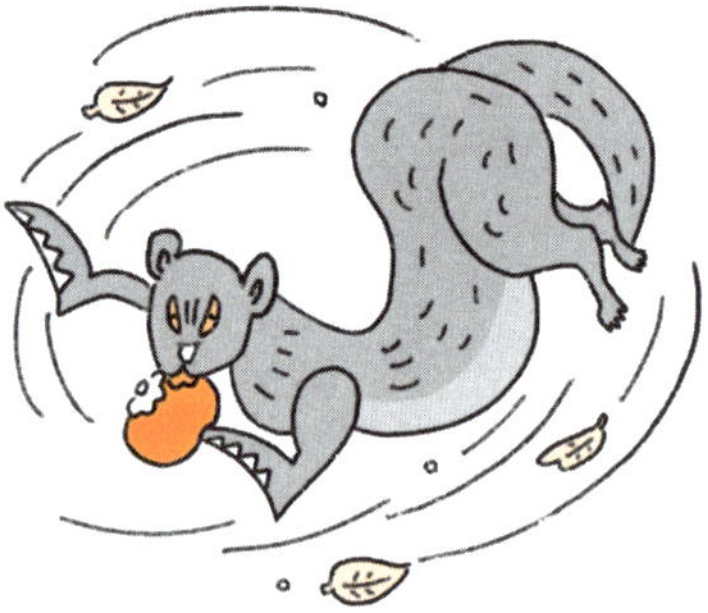

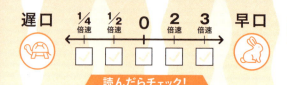

遅口 1/4倍速 1/2倍速 0 2倍速 3倍速 早口

読んだらチェック!

ことば 47

エレベーターが
宿泊階《しゅくはくかい》に停止《ていし》せず
宿泊客《しゅくはくきゃく》ら苦慮《くりょ》

知らない場所での
思わぬ出来事も脳を
刺激してくれます

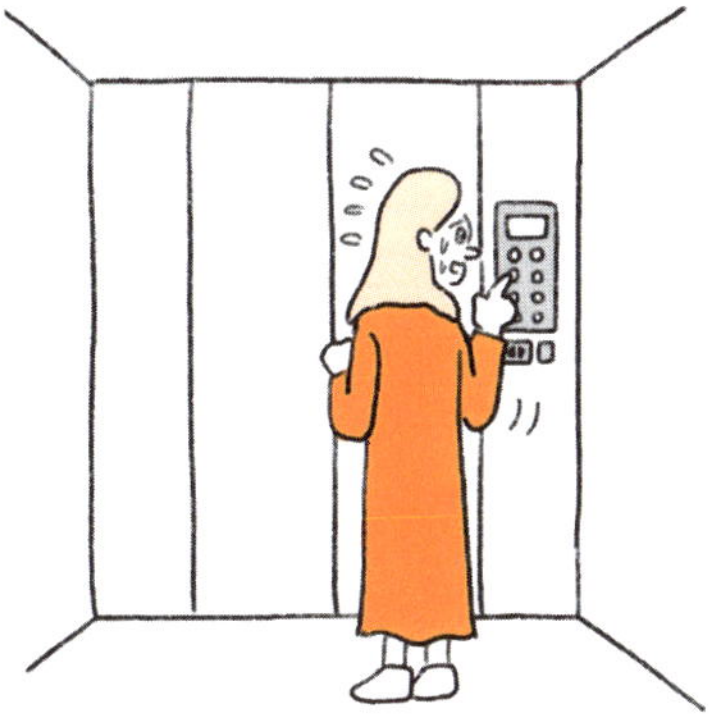

出典 新潟日報「Drの脳番地日記 Vol.80」より

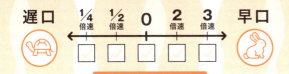

遅口　1/4倍速　1/2倍速　0　2倍速　3倍速　早口

読んだらチェック!

滝行《たきぎょう》を想像《そうぞう》し
般若心経《はんにゃしんぎょう》を読経《どきょう》

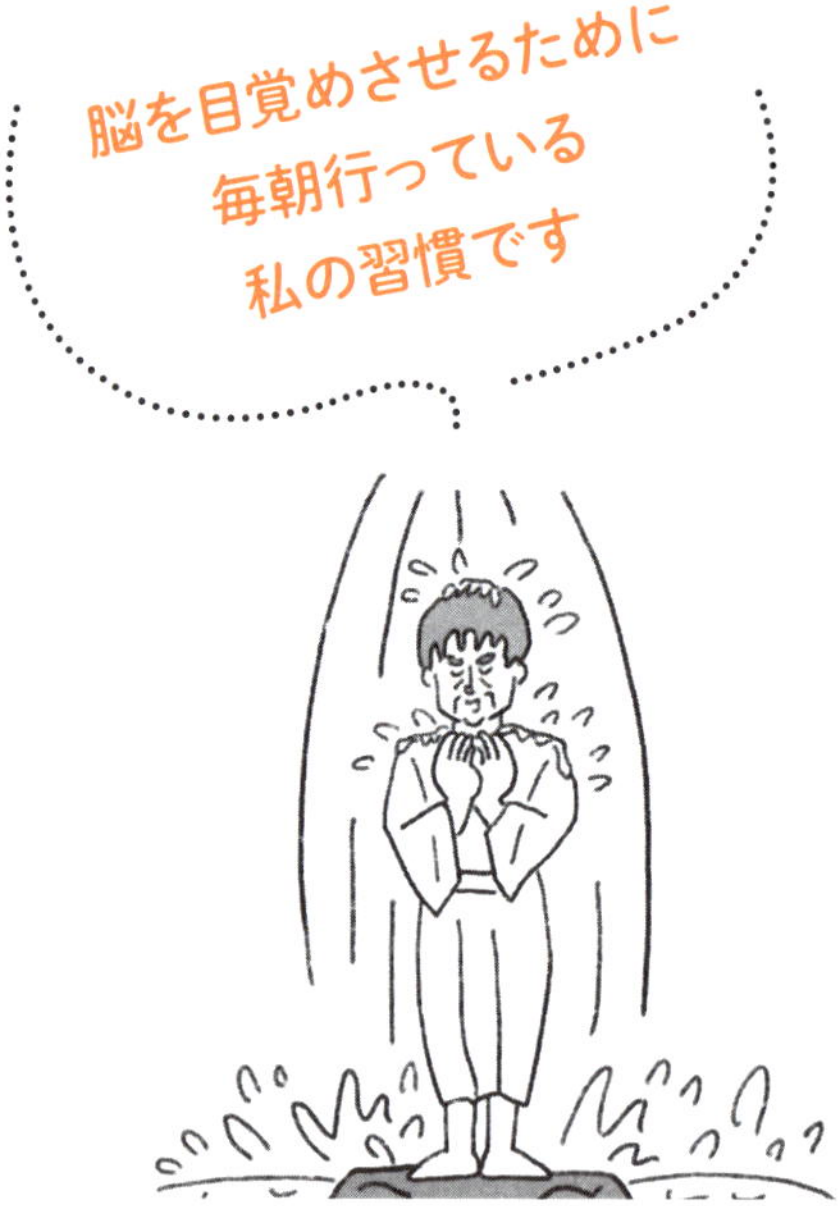
脳を目覚めさせるために
毎朝行っている
私の習慣です

出典 新潟日報「Drの脳番地日記 Vol.116」より

遅口　1/4倍速　1/2倍速　0　2倍速　3倍速　早口

読んだらチェック!

ことば 49

医者《いしゃ》の不養生《ふようじょう》
正月《しょうがつ》に反省《はんせい》

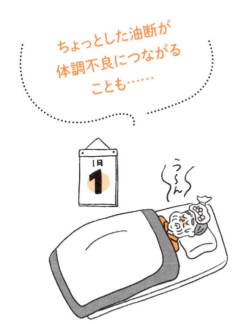

ちょっとした油断が
体調不良につながる
ことも……

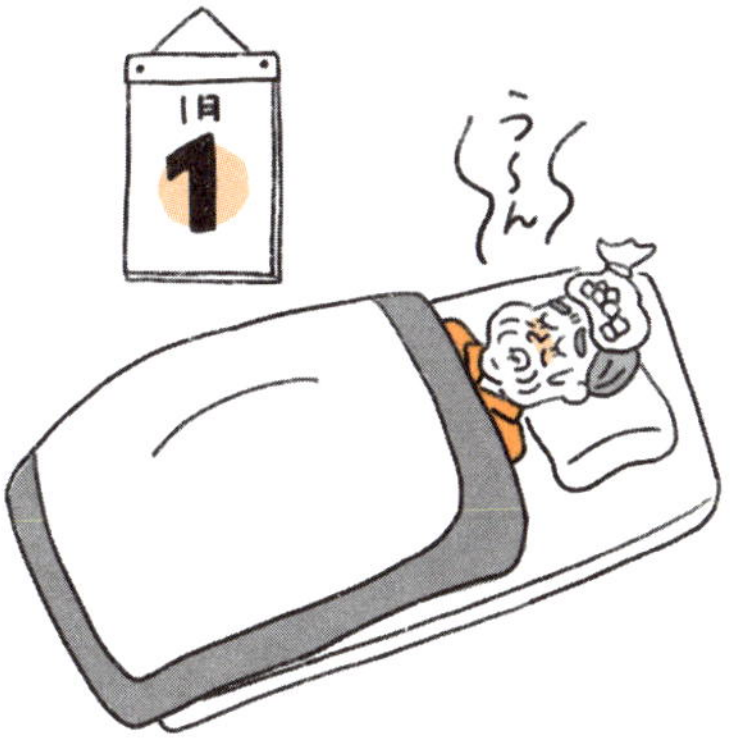

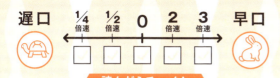

出典　新潟日報「Drの脳番地日記 Vol.194」より

遅口　1/4倍速　1/2倍速　0　2倍速　3倍速　早口

読んだらチェック!

ことば 50

ねらこいや
ねまれや

「ここへ来てどうぞ
休んでください」という
新潟県の方言です

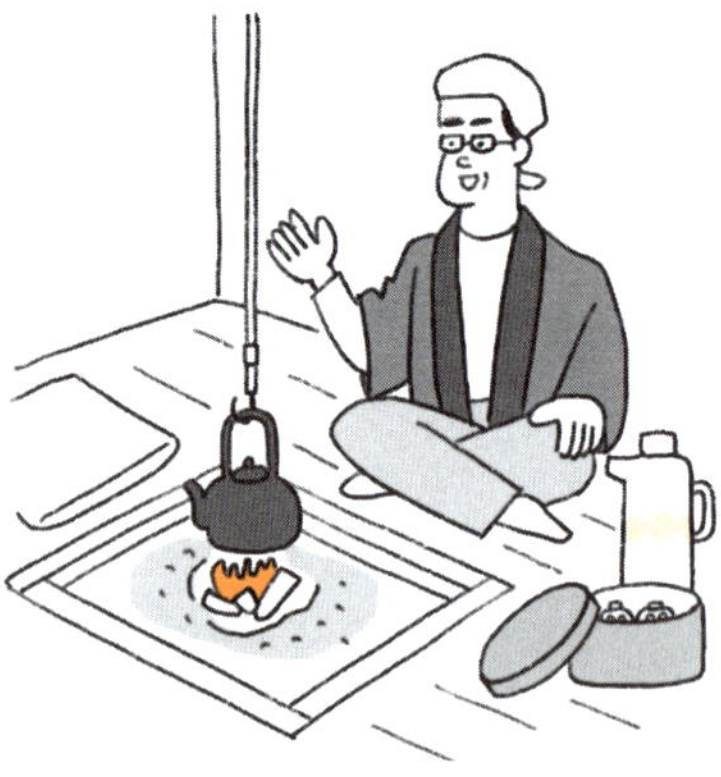

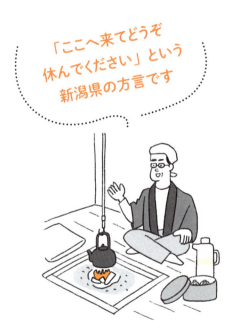

出典　新潟日報「Drの脳番地日記 Vol.209」より

遅口　1/4倍速　1/2倍速　0　2倍速　3倍速　早口

読んだらチェック！

ことば 51

佐《さ》渡《ど》弥《や》彦《ひこ》
米《よね》山《やま》国《こく》定《てい》公《こう》園《えん》と
越《えち》後《ご》三《さん》山《ざん》只《ただ》見《み》国《こく》定《てい》公《こう》園《えん》

新潟県には
5つの国立公園、
2つの国定公園が
あります

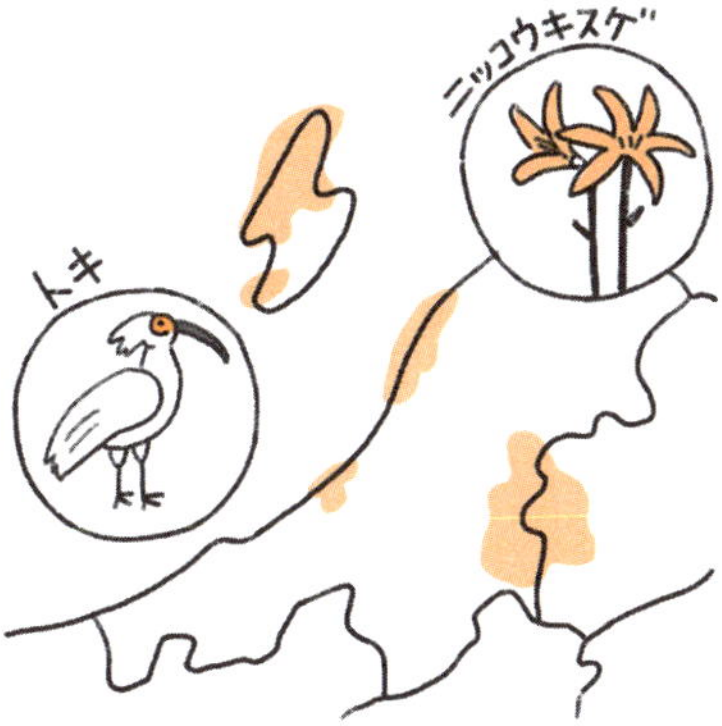

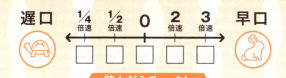

出典　新潟日報「Drの脳番地日記 Vol.152」より

ことば 52

遅口　1/4倍速　1/2倍速　0　2倍速　3倍速　早口

読んだらチェック!

タイムセールに
集《あつ》まる私《わたし》たち
コマセに集《あつ》まった
豆《まめ》アジたち

出典　新潟日報「Drの脳番地日記 Vol.84」より

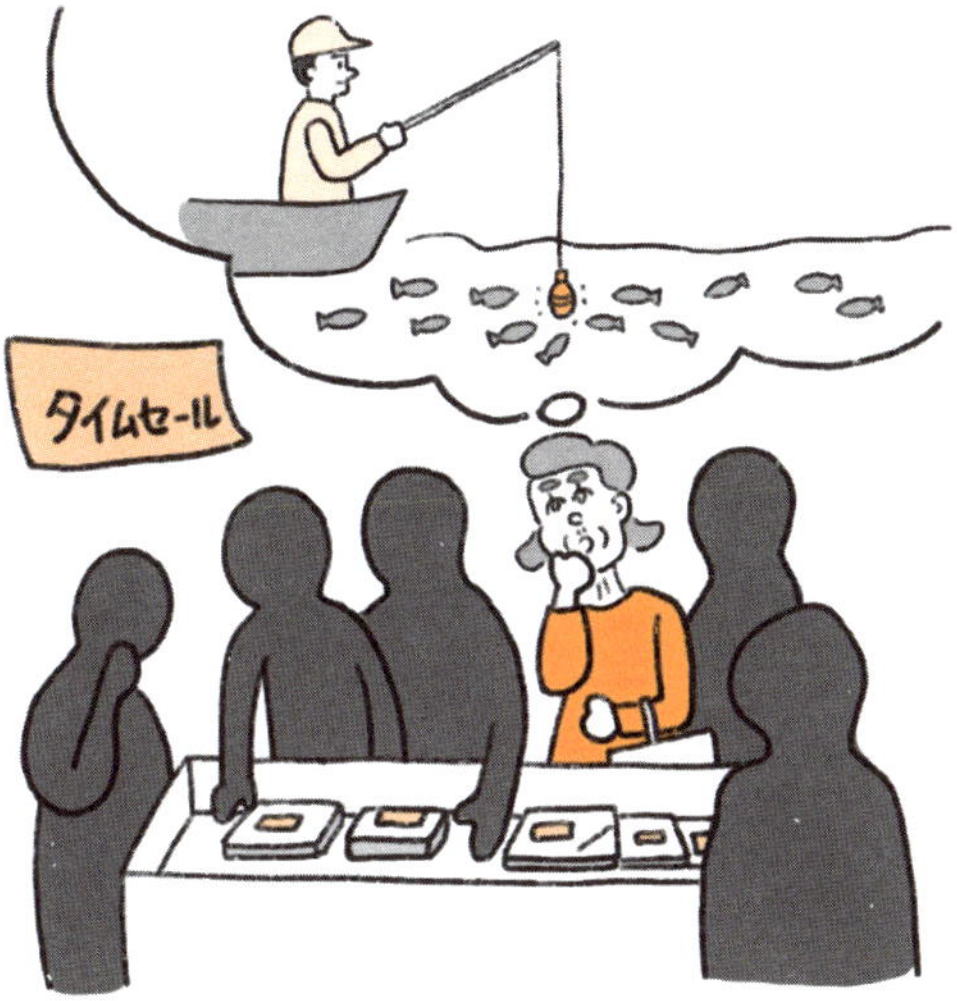

豆知識

スーパーでの買い物で、脳番地トレーニングをしてみましょう。次々に値引きシールが貼られていくお弁当売り場では、いろいろなお客さんの様子を見ることができます。誰かの思いや背景を想像しながらの人間観察は、視覚系や感情系の脳番地を鍛えます。

遅口　1/4倍速　1/2倍速　0　2倍速　3倍速　早口

読んだらチェック！

ことば 53

一昨昨年《さきおととし》、一昨年《おととし》、
昨年《さくねん》よりも、
もっと学《まな》ぼうとする
心《こころ》がけを持ち、
百寿《ひゃくじゅ》まで健康長寿《けんこうちょうじゅ》

出典　新潟日報「Drの脳番地日記 Vol.191」より

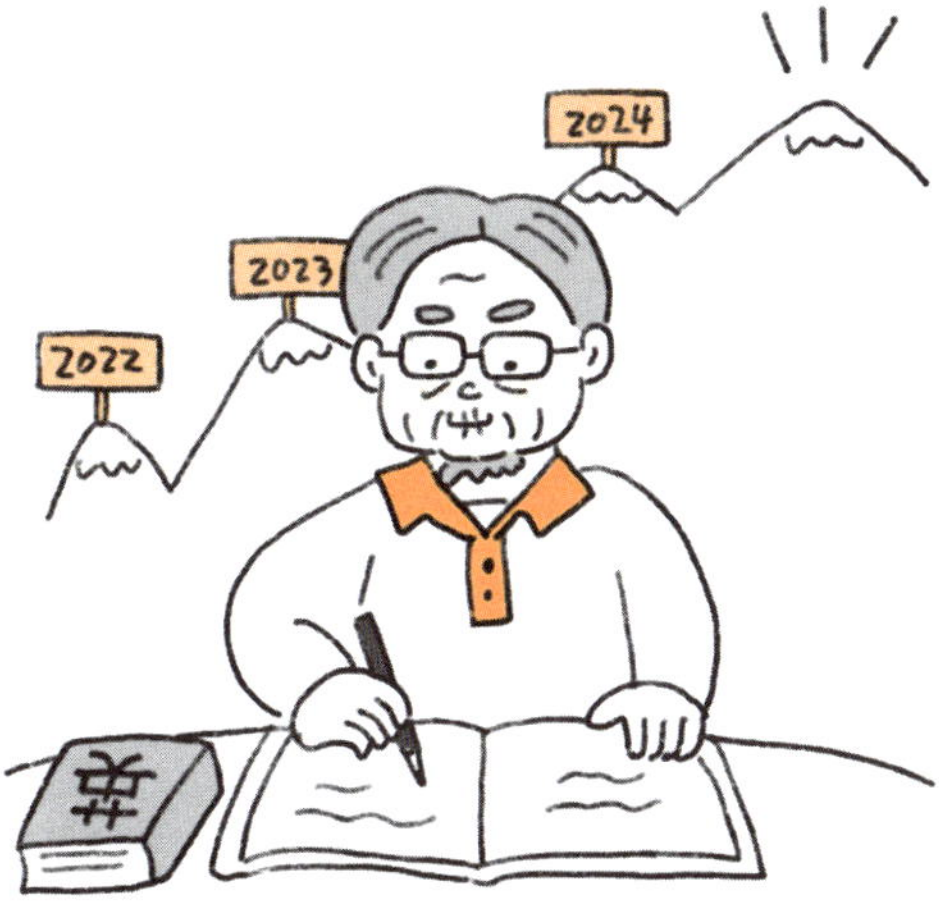

豆知識

大人こそ自分に合った勉強法を見つけましょう。忙しくてまとまった時間が取れない人は、集中して週１回２時間の勉強をするよりも、毎日 10 分だけの短い学びを継続するほうが、記憶に定着するだけでなく、次への動機付けができます。

ことば 54

クラムボンは
カプカプわらったよ

クラムボンの正体は
不明でさまざまな
解釈があります

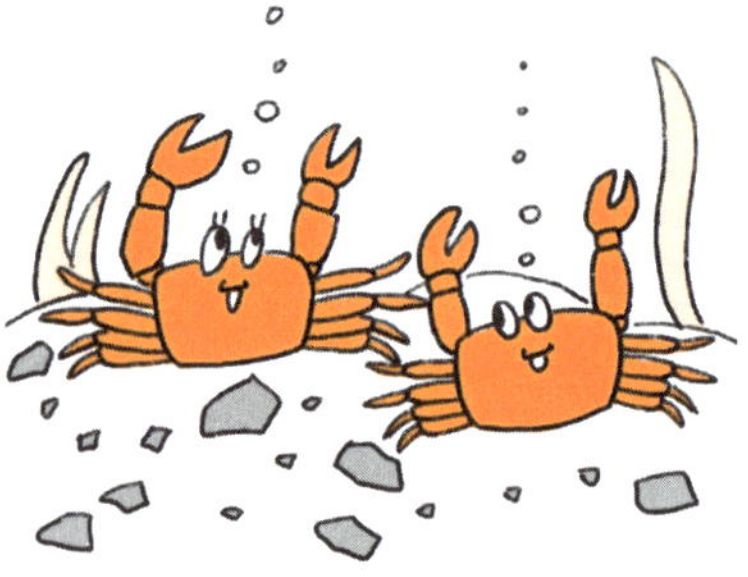

出典 宮沢賢治『やまなし』より

遅口 1/4倍速 1/2倍速 0 2倍速 3倍速 早口

読んだらチェック!

ことば 55

僕《ぼく》は朝《あさ》を愛《あい》す
日《ひ》のひかり満《み》ち亙《わた》る
朝《あさ》を愛《あい》す

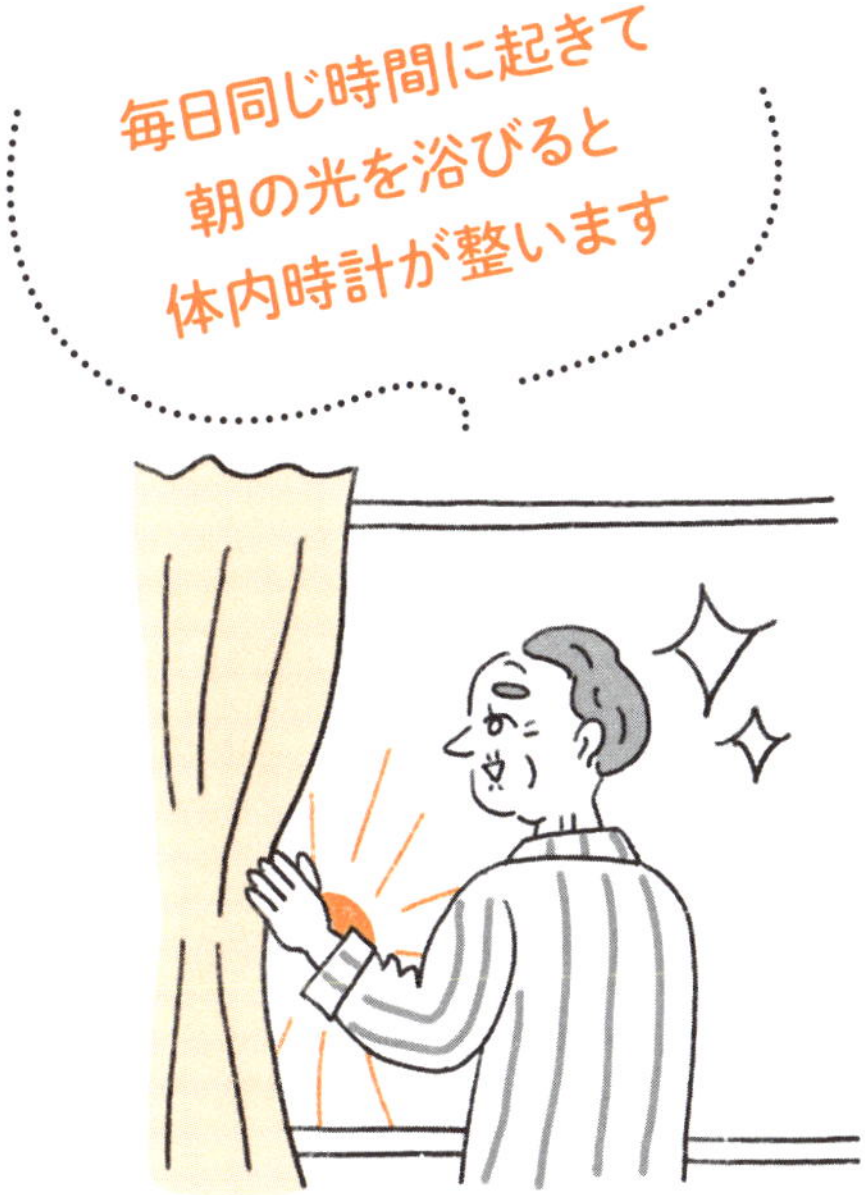
毎日同じ時間に起きて
朝の光を浴びると
体内時計が整います

出典 室《むろ》生《う》犀星《さいせい》『朝を愛す』より

文福茶《ぶんぶくちゃ》がまの綱渡《つなわた》りと浮《う》かれ踊《おど》りの絵《え》を描《えが》いた大看板《おおかんばん》

おとぎ話に
登場する茂林寺《もりんじ》は
群馬県館林市にあります

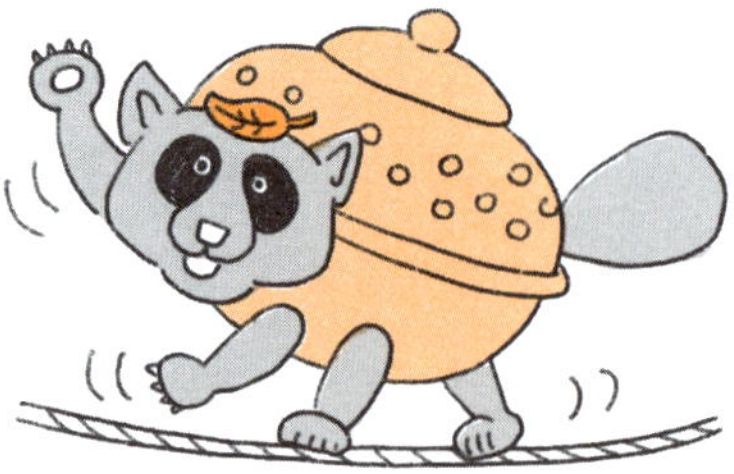

出典 楠山正雄『文福茶がま』より

遅口　1/4倍速　1/2倍速　0　2倍速　3倍速　早口

読んだらチェック!

ことば 57

娑羅双樹《しゃらそうじゅ》の花《はな》の色《いろ》、
盛者必衰《じょうしゃひっすい》の理《ことわり》を
あらわす

娑羅双樹は
ナツツバキのことで
朝に咲き夜に散るのが
特徴です

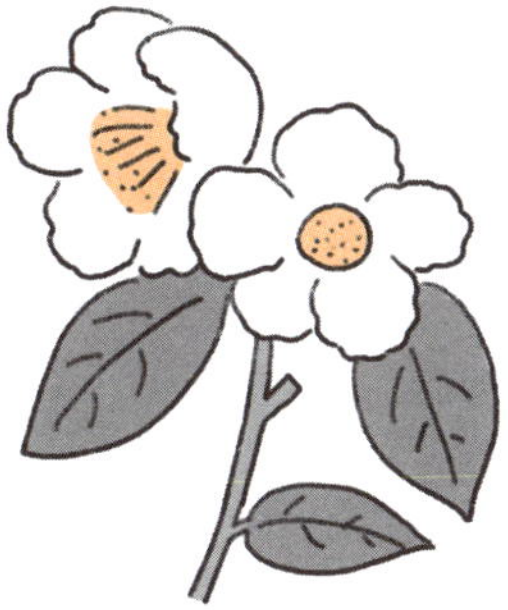

出典 『平家物語』より

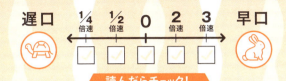

ことば 58

鳩《はと》ぽっぽ、ほろほろ、
ハ、ヒ、フ、ヘ、ホ。
日向《ひなた》のお部屋《へや》にゃ
笛《ふえ》を吹《ふ》く

出典　北原白秋『五十音』より

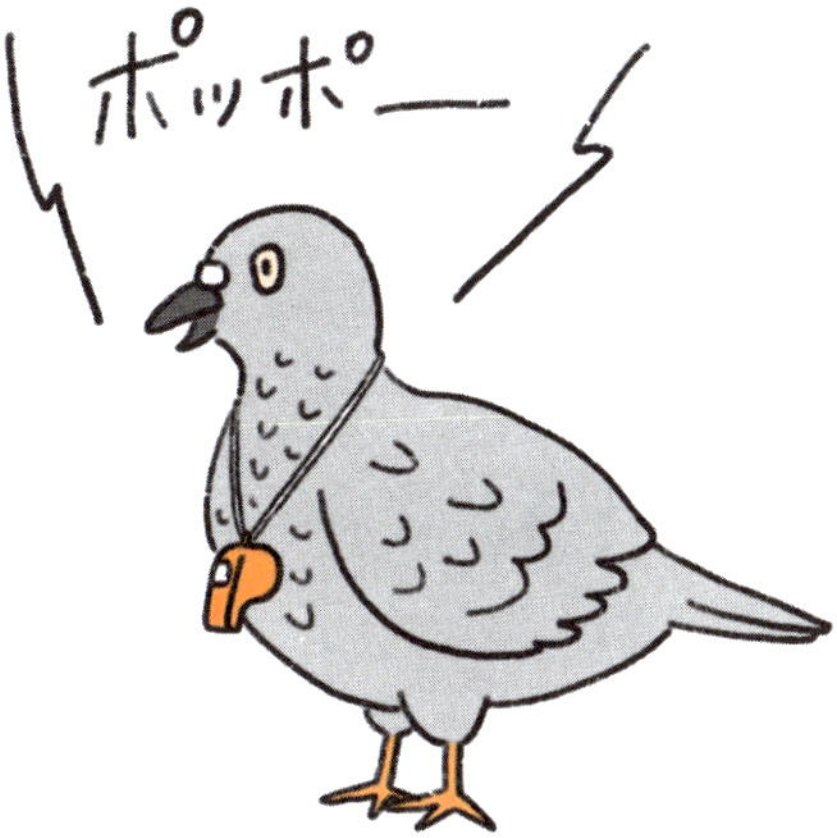

豆知識

「あめんぼ、赤いな、ア、イ、ウ、エ、オ」で始まる『あめんぼの歌』とも呼ばれる詩です。五十音がバランスよく登場することから、アナウンスや演劇の発声練習としても使われています。

遅口　¼倍速　½倍速　0　2倍速　3倍速　早口

読んだらチェック！

ことば 59

あしびきの
山鳥《やまどり》の尾《を》のしだり尾《を》の
ながながし夜《よ》を
ひとりかも寝《ね》む

出典 『拾遺和歌集』より

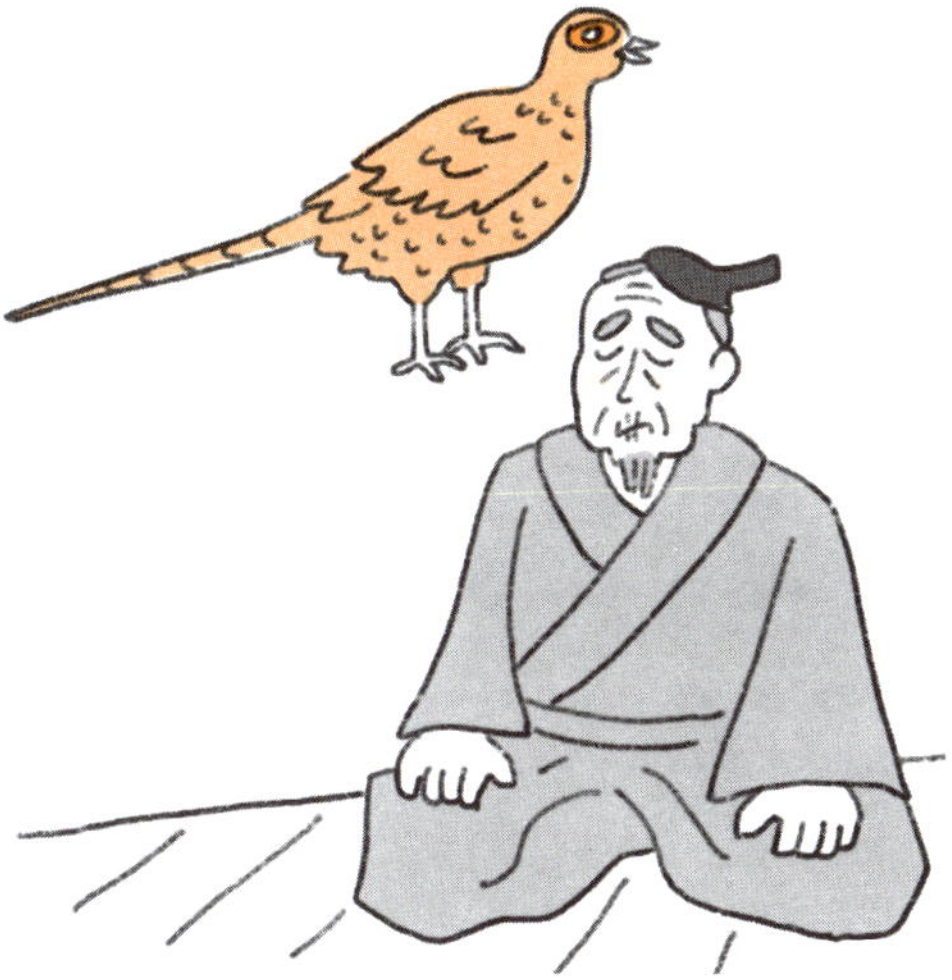

豆知識

『百人一首』にも登場する有名な和歌。「山鳥の垂れ下がった尾のように長い秋の夜を、好きな人に会うこともできずにひとり寂しく寝るのだなあ」という切なさを歌った柿本人麻呂の歌です。山鳥はキジの仲間でオスは長い尾を持っています。

遅口 1/4倍速 1/2倍速 0 2倍速 3倍速 早口

読んだらチェック!

ことば 60

ピカソのフルネームは
パブロ・ディエゴ・ホセ・
フランシスコ・デ・パウラ・
ファン・ネポムセーノ・
シプリアーノ・デ・ラ・

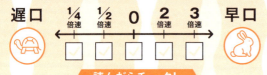

サンティシマ・トリニダード・ルイス・イ・ピカソ

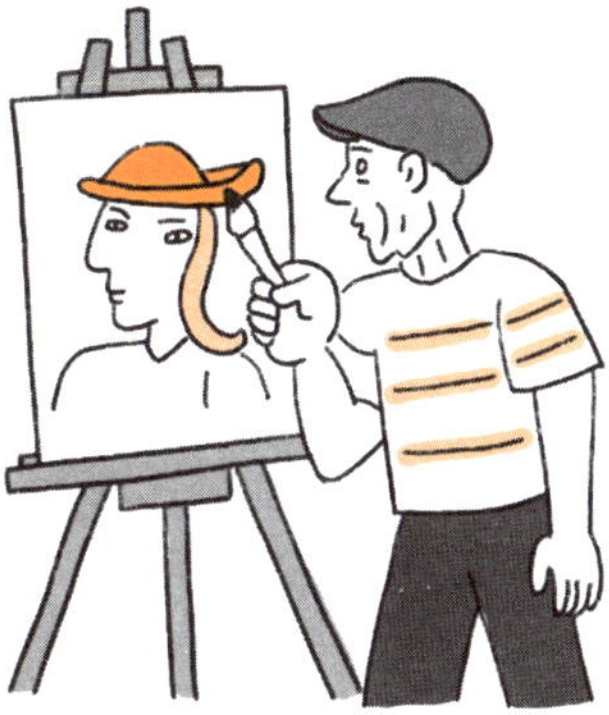

豆知識

スペインで生まれたピカソは、91 歳で亡くなるまで芸術家として数多くの作品を残しました。生涯で約 15 万点もの作品を制作したといわれ、ギネスブックにも認定されています。晩年まで好奇心や想像力、創作意欲にあふれていたのでしょう。

コラム
COLUMN
3

好奇心を育てて脳を活性化

好奇心とは、珍しいことや知らないこと、目新しいことに関心を持つことです。大人になると、自分の生活圏内で新鮮な出来事がなくなるにつれ、脳がマンネリ化し衰えていきます。もの忘れなどの認知機能が低下していくのには、加齢だけでなく、「好奇心の欠如」が影響していることもあるのです。

脳を若返らせる「好奇心」を取り戻すためのトレーニングを紹介します。まずは自分の人生を振り返り、ワクワクした瞬間、家族との印象的な出来事、故郷の好きな風景を思い出してみましょう。子どものころは、誰でもワクワク・ドキドキしながら、脳が成長したがっていたはずです。不思議と、今の自分にもワクワクとした気持ちが芽生えてきませんか。

次に、自分自身にもっと興味を持ってみましょう。肩を揉んでみたり、手のひらや足の裏を押してみたりして、痛むところがないかを確かめてみてください。「肩がこんなにガチガチになるほど、頑張っていたんだな」「胃が疲れているのかな」と気付きがあるかもしれません。また、しばらく体重を測っていない人は、測ってみるとずいぶん変わっていることに気付くでしょう。そうして発見したことを、メモ帳などにこまめに書き残しておくこともおすすめです。

当たり前のことを見直して、日々の生活で小さな発見を積み重ねていくことで、好奇心をいつまでも絶やさずにいられることができます。

第4章

日々のやる気がアップすることば

この章では、毎日の生活がより前向きになる一文をセレクトしました。ことばの意味をしっかり捉えつつ、何度も音読して自分の気持ちを明るく元気にしてあげましょう。

脳《のう》の世界《せかい》はワクワクしながら成長《せいちょう》

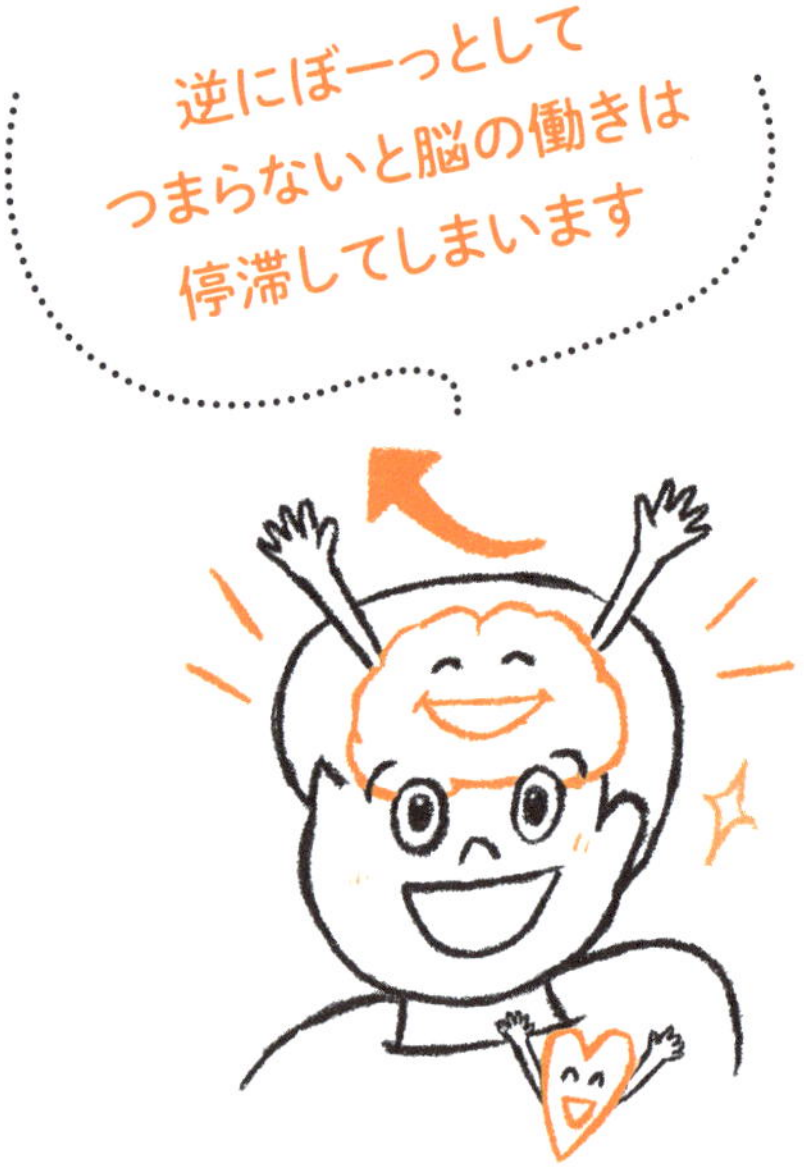
逆にぼーっとして
つまらないと脳の働きは
停滞してしまいます

出典 新潟日報「Drの脳番地日記 Vol.181」より

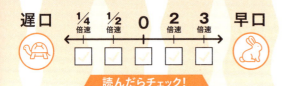

遅口　1/4倍速　1/2倍速　0　2倍速　3倍速　早口

読んだらチェック!

ことば 62

自《じ》分《ぶん》の弱《よわ》みは脇役《わきやく》から主役《しゅやく》へ代《か》われる

弱点で苦労したことも
克服の過程で
形を変えるはずです

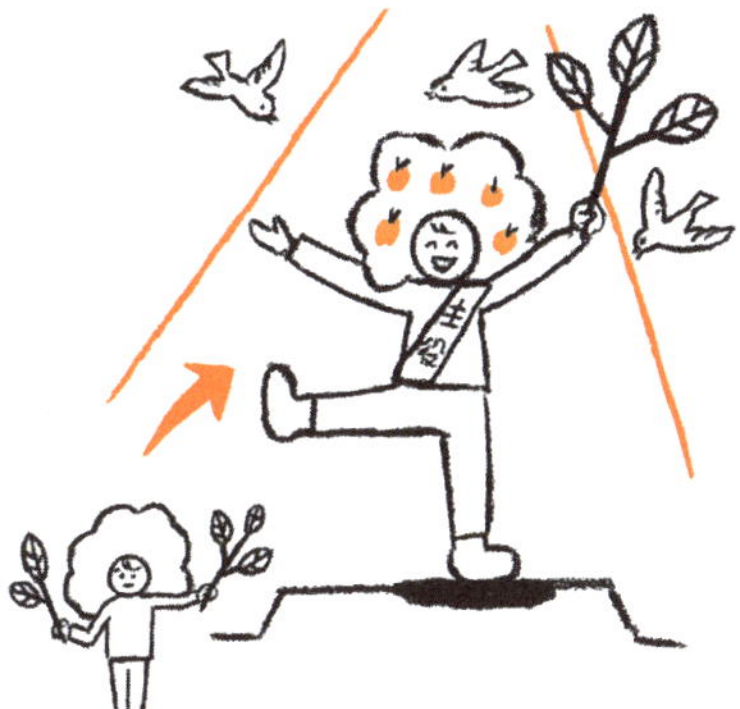

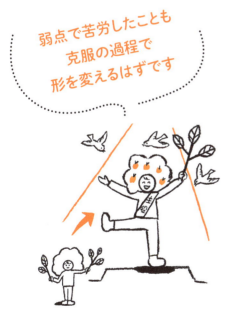

出典　新潟日報「Drの脳番地日記 Vol.170」より

日常《にちじょう》から非日常《ひにちじょう》を見《み》つけて脳《のう》を喜《よろこ》ばす

暮らしの中の
「非日常探し」で
普段見えていないものも
見えてきます

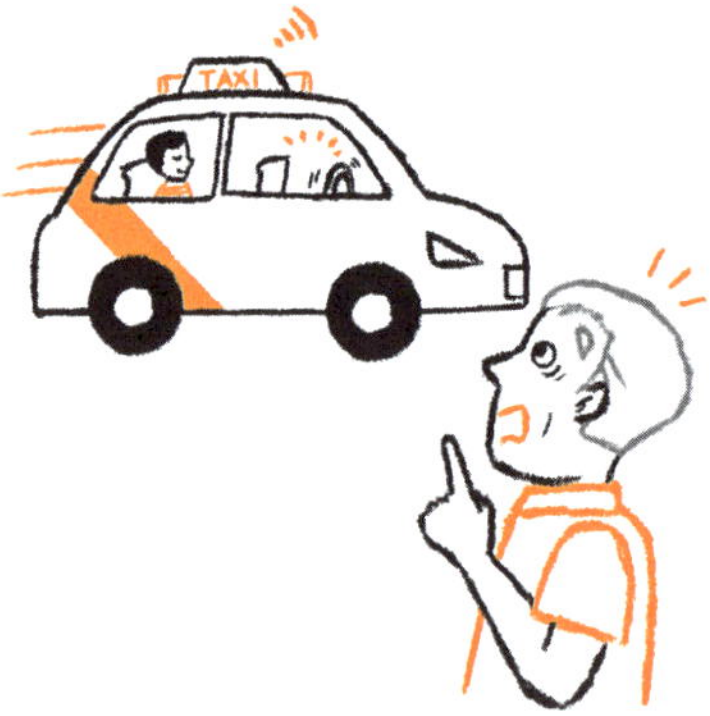

出典 新潟日報「Drの脳番地日記 Vol.42」より

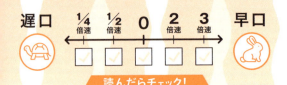

夕《ゆう》日《ひ》は生体《せいたい》の自然《しぜん》治癒力《ちゆりょく》を促《うなが》す

夕日を眺めることで
悩みや不安が薄れ、
脳がリセットされます

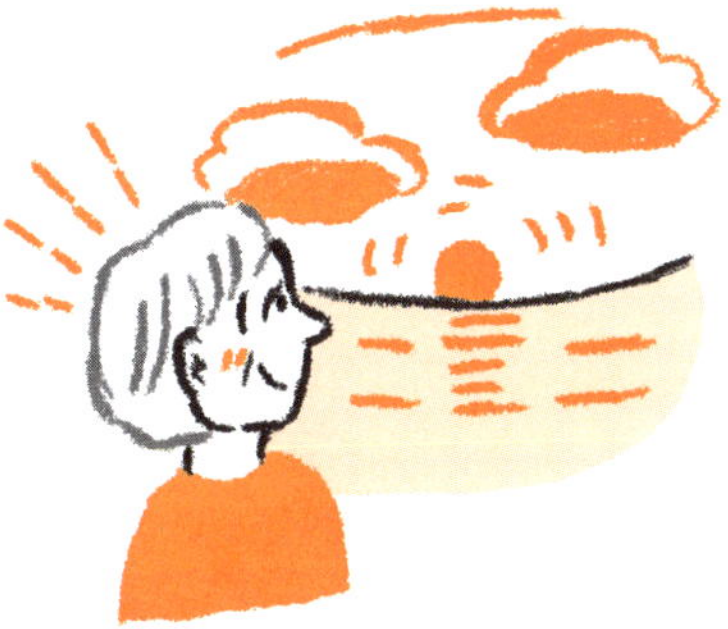

出典 新潟日報「Drの脳番地日記 Vol.10」より

遅口　1/4倍速　1/2倍速　0　2倍速　3倍速　早口

読んだらチェック!

ことば 65

行動《こうどう》するエネルギーは脳《のう》の働《はたら》きと表裏一体《ひょうりいったい》

通ったことのない道を散歩するなどの「初体験」が脳を活性化します

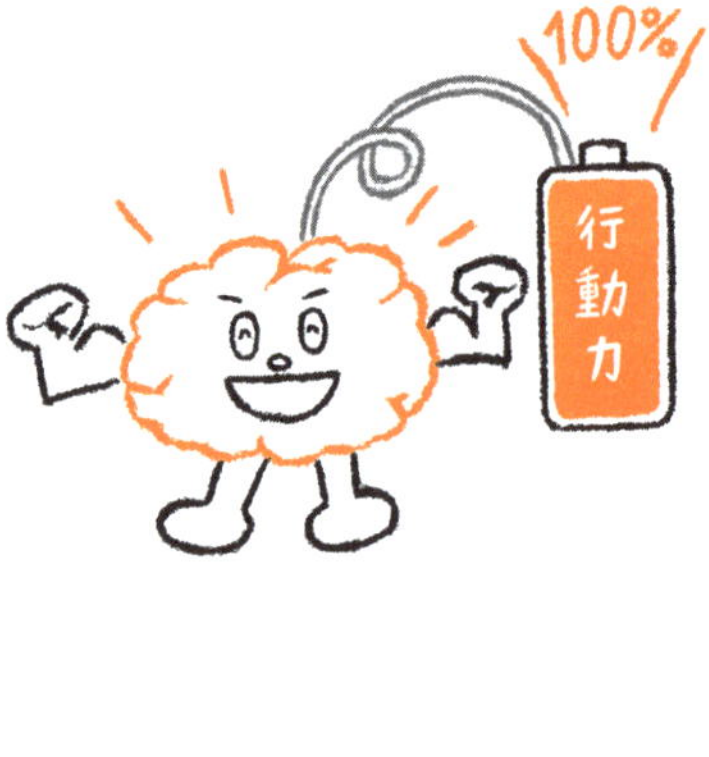

出典　新潟日報「Drの脳番地日記 Vol.112」より

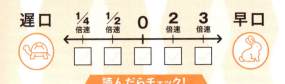

ことば 66

経験《けいけん》の価値《かち》を実感《じっかん》し 生《い》きる意味《いみ》を生《う》み出《だ》す

どんなことにも積極的に
関わり学ぶことで
記憶力も強化されます

出典 新潟日報「Drの脳番地日記 Vol.158」より

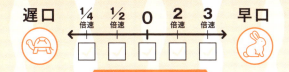

遅口　1/4倍速　1/2倍速　0　2倍速　3倍速　早口

読んだらチェック!

ことば 67

年齢《ねんれい》のサバ読《よ》みで
気分《きぶん》もサバサバ
意欲《いよく》も増《ま》し増《ま》し

最も元気に生活していた
年齢に戻ったつもりで
行動すると
脳も若返ります

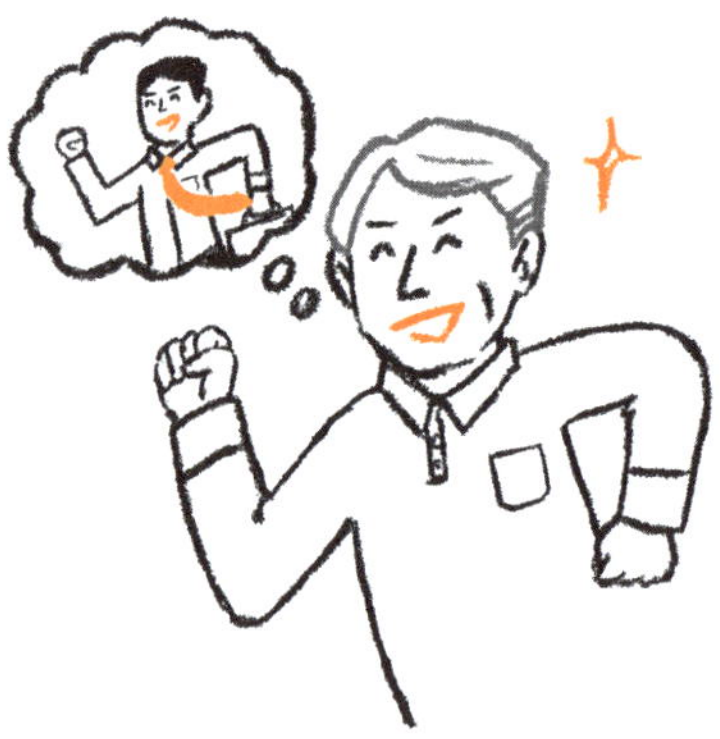

出典　新潟日報「Drの脳番地日記 Vol.23」より

自分自身《じぶんじしん》で
やる気《き》を作《つく》り出《だ》し
「なにくそ根性《こんじょう》」で前進《ぜんしん》

スポーツ番組などで
選手を観察すると
自分の中にも
やる気が湧いてきます

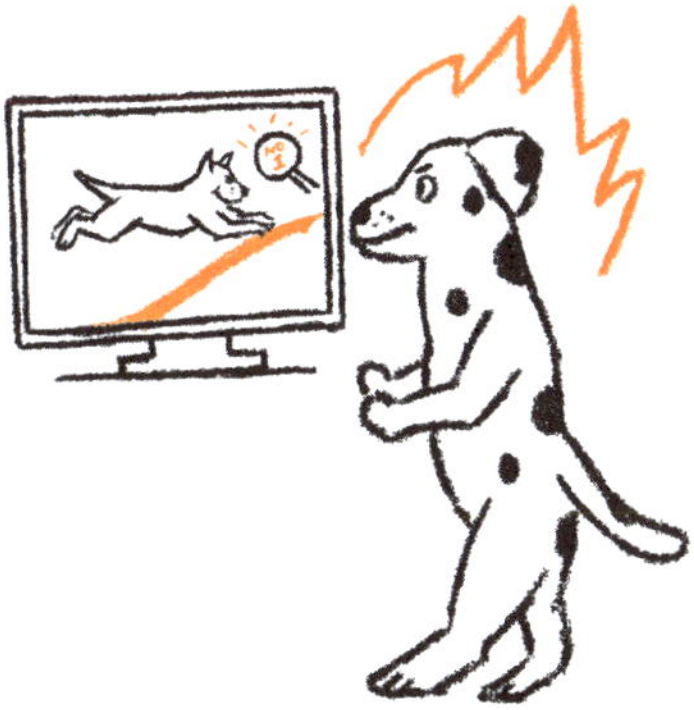

出典 新潟日報「Drの脳番地日記 Vol.103」より

ささやかな感謝《かんしゃ》
幸《しあわ》せの言葉《ことば》
自分《じぶん》を褒《ほ》める言葉《ことば》

些細《ささい》なことでも
ありがたがることで
脳に感謝と幸せが蓄積し
自己肯定感アップ

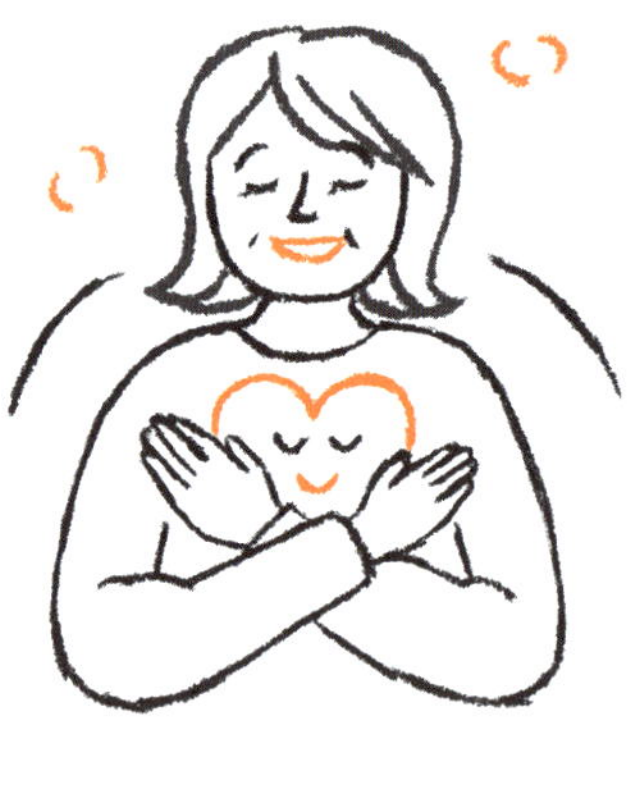

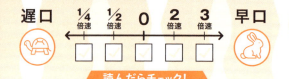

出典 新潟日報「Drの脳番地日記 Vol.185」より

遅口　1/4倍速　1/2倍速　0　2倍速　3倍速　早口

読んだらチェック!

ことば 70

人生《じんせい》の第《だい》3章《しょう》に
入《はい》れたことに感謝《かんしゃ》し
第《だい》3章《しょう》も全力疾走《ぜんりょくしっそう》

人生の一区切りを
30年と考えると、
ちょうど還暦が
第3章の始まりです

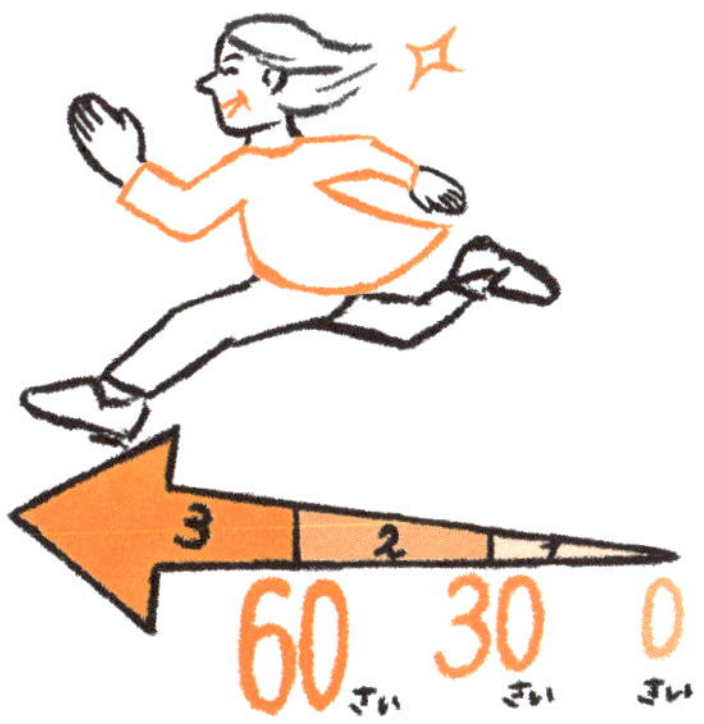

出典　新潟日報「Drの脳番地日記 Vol.170」より

ことば 71

好《こう》奇《き》心《しん》はいつまでも脳《のう》に灯《とも》し続《つづ》けることができる

好奇心旺盛で
あり続けることが
思考力をアップさせます

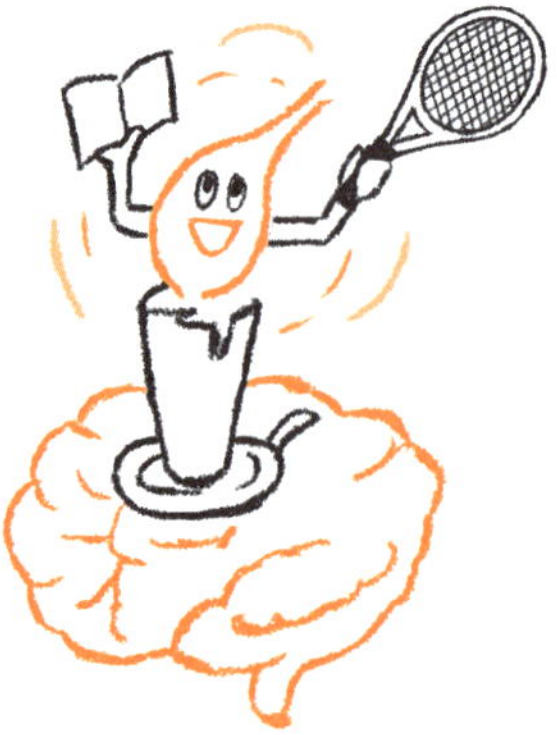

出典 新潟日報「Drの脳番地日記 Vol.233」より

遅口　1/4倍速　1/2倍速　0　2倍速　3倍速　早口

読んだらチェック!

ことば 72

嫉妬心《しっとしん》から前進《ぜんしん》する ために自分《じぶん》なりの 物語《ものがたり》を設定《せってい》する

敵を倒すストーリーを
作ることで
次の行動につながります

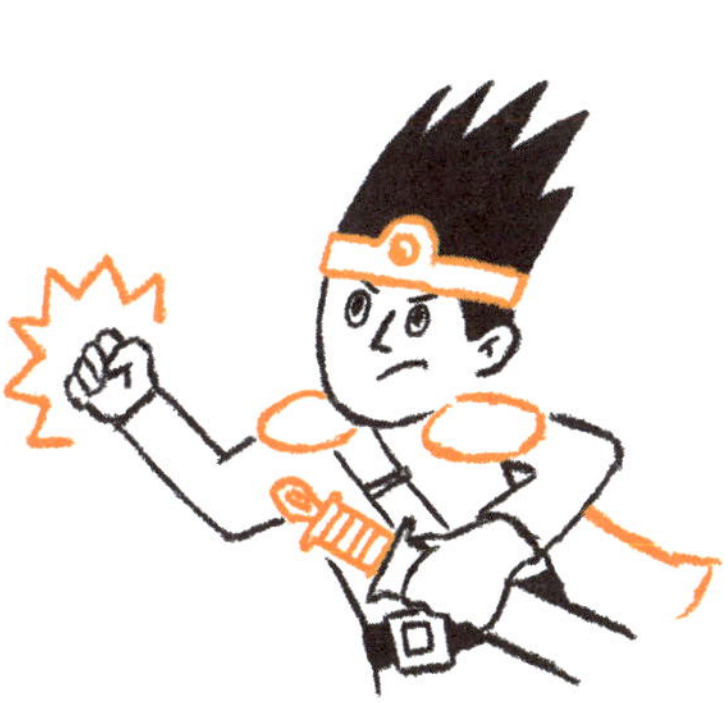

出典　新潟日報「Drの脳番地日記 Vol.113」より

遅口　1/4倍速　1/2倍速　0　2倍速　3倍速　早口

読んだらチェック!

ことば 73

「起《き》努《ど》逢《あい》楽《らく》」を考《かんが》え
今日《きょう》の出来事《できごと》を
できるだけ列挙《れっきょ》し
明日《あす》の意欲《いよく》へ

出典　新潟日報「Drの脳番地日記 Vol.65」より

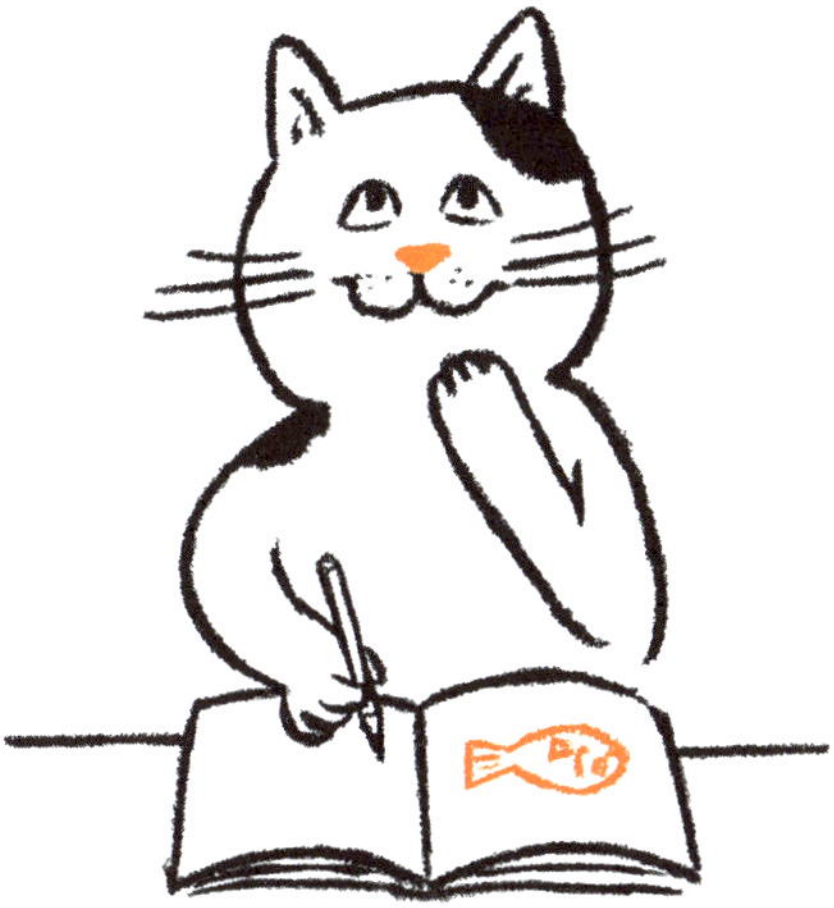

豆知識

脳の老化防止に「加藤式脳番地日記」がおすすめです。「起《き》」は起こったことや気付いたこと、「努《ど》」は頑張ったこと、「逢《あい》」は出会った人や物事、「楽《らく》」は楽しいと感じたことを一日を振り返って書き出してみましょう。

いいものでいつも
満《み》たされている脳《のう》には
変《へん》な魔《ま》が差《さ》さず
やる気《き》が持《じ》続《ぞく》する

出典 新潟日報「Drの脳番地日記 Vol.105」より

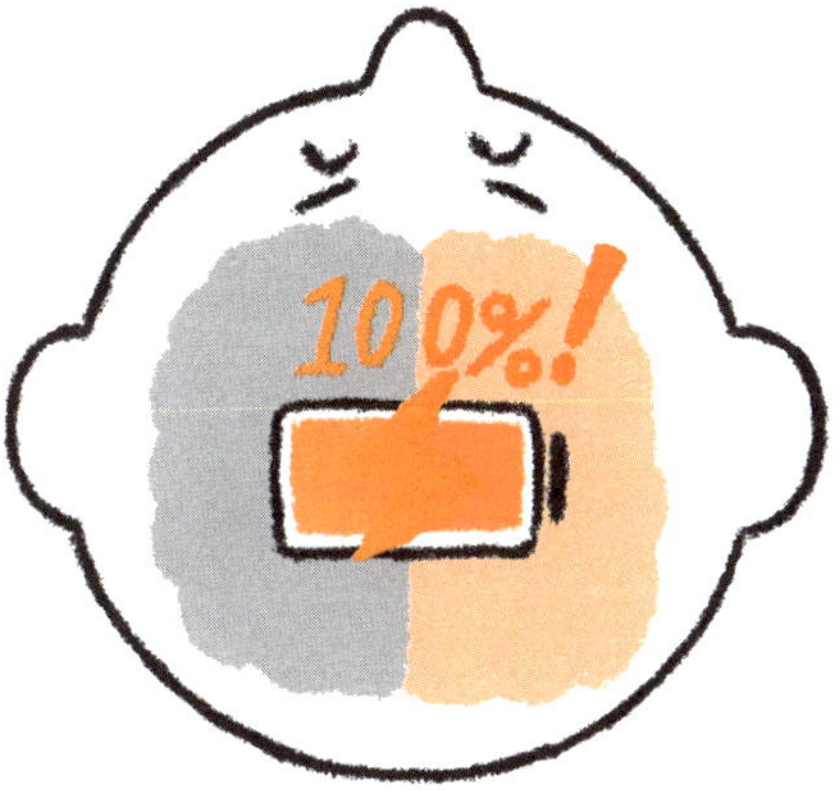

豆知識

右脳と左脳は中心でつながっています。右脳にやる気を与えるためには、自分が接する相手や場所をしっかり選ぶことが大切です。左脳のためには、「今日も脳を鍛えるぞ！」とプラスのことばでいつも自分の脳を満たしておきましょう。

遅口　1/4倍速　1/2倍速　0　2倍速　3倍速　早口

読んだらチェック!

ことば 75

丸《まる》くとも一《ひと》かどあれや

人心《ひとごころ》あまりまろきは

ころびやすきぞ

人に流されすぎず、
時には自分の考えや
思いを貫くことも大切です

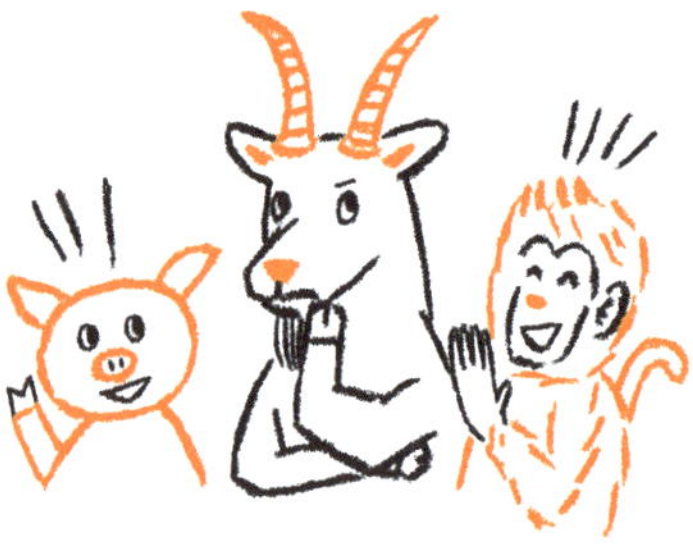

出典　坂本龍馬の遺した和歌より

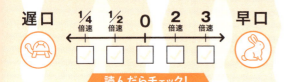

ことば 76

面白《おもしろ》きこともなき世《よ》を
面白《おもしろ》く住《す》みなすものは
心《こころ》なりけり

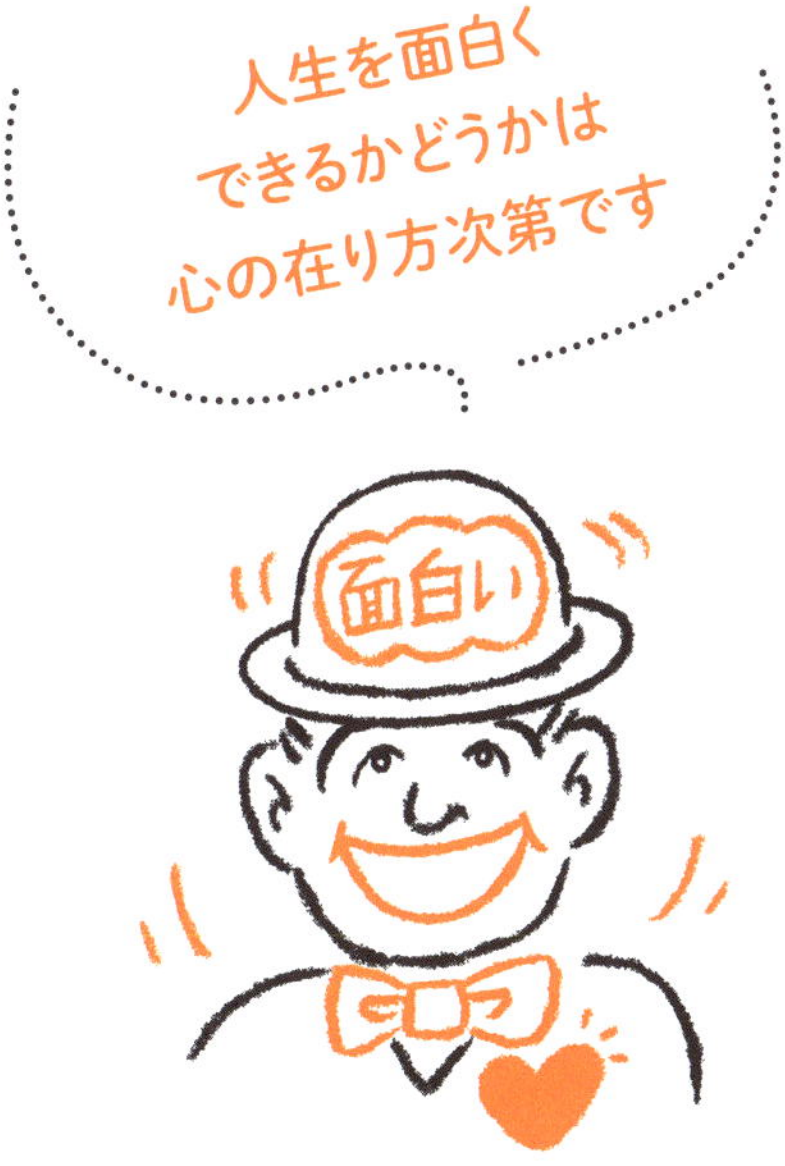
人生を面白く
できるかどうかは
心の在り方次第です
面白い

出典　高杉晋作　辞世の句　より

遅口 1/4倍速 1/2倍速 0 2倍速 3倍速 早口

読んだらチェック!

ことば 77

道《みち》の精《せい》なると
精《せい》ならざると、
業《ぎょう》の成《な》ると成《な》らざるとは、
志《こころざし》の立《た》つと立《た》たざるとに
在《あ》るのみ。

出典 吉田松陰の遺した語録より

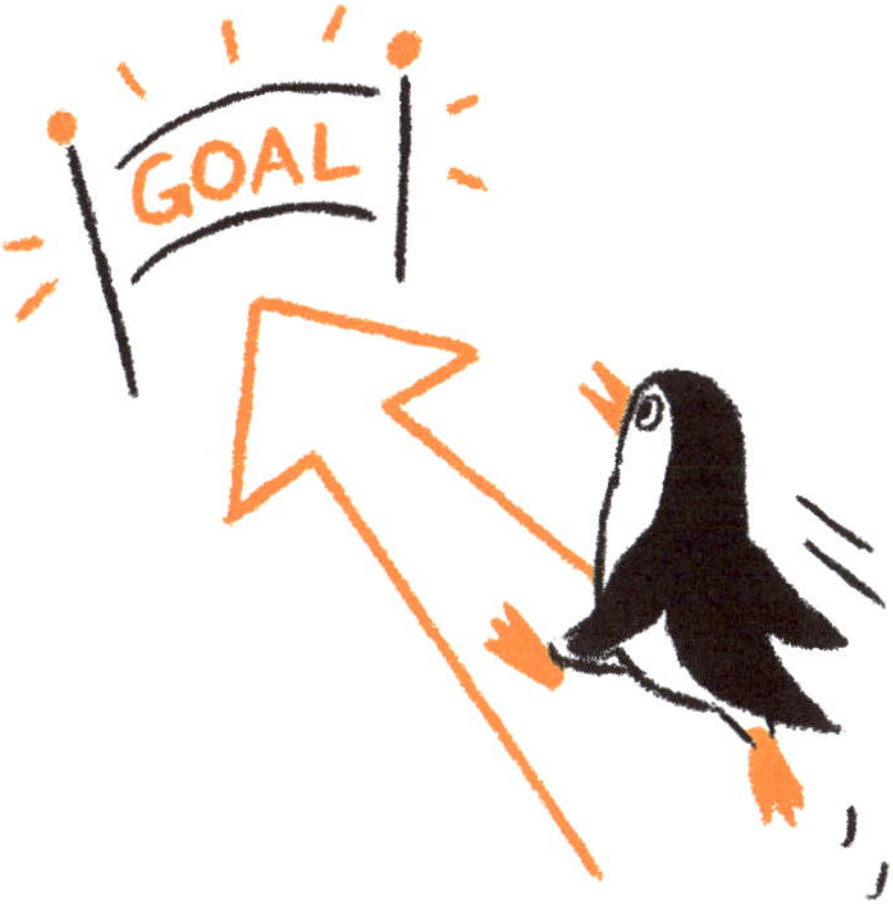

豆知識

幕末動乱の時代に生きた吉《よし》田《だ》 松《しょう》陰《いん》。どんな人間になりたいかという目標＝「志」の大切さを説き、松《しょう》下《か》村《そん》塾《じゅく》で多くの志士を育てました。このことばは、吉田松陰が 17 歳のとき、学友の松村文祥が九州に医学修業に旅立つときに贈ったといわれています。

遅口 1/4倍速 1/2倍速 0 2倍速 3倍速 早口

読んだらチェック!

ことば 78

夢《ゆめ》なき者《もの》は理想《りそう》なし
理想《りそう》なき者《もの》は信念《しんねん》なし
信念《しんねん》なき者《もの》は計画《けいかく》なし
計画《けいかく》なき者《もの》は実行《じっこう》なし
実行《じっこう》なき者《もの》は成果《せいか》なし
成果《せいか》なき者《もの》は幸福《こうふく》なし

出典 渋沢栄一『夢七訓《ゆめしちくん》』より

ゆえに幸福《こうふく》を求《もと》むるものは夢《ゆめ》なかるべからず

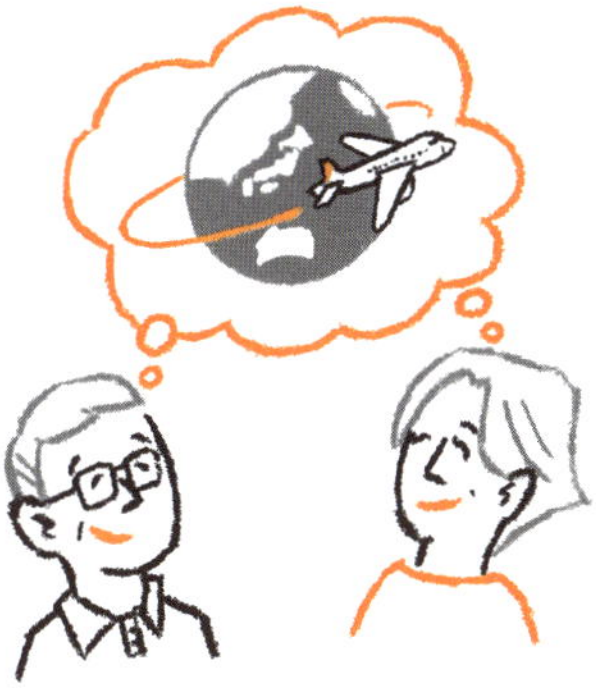

豆知識

幕末から大正初期にかけて、実業家として活躍した渋沢栄一の「夢」の大切さを説いたことば。渋沢栄一は「近代日本資本主義の父」ともいわれ、2024年から新一万円札の顔ともなっている人物です。

ことば 79

遅口　1/4倍速　1/2倍速　0　2倍速　3倍速　早口

読んだらチェック!

学《まな》びて思《おも》わざれば
則《すなわ》ち罔《くら》し
思《おも》いて学《まな》ばざれば
則《すなわ》ち殆《あやう》し

出典　孔子『論語』より

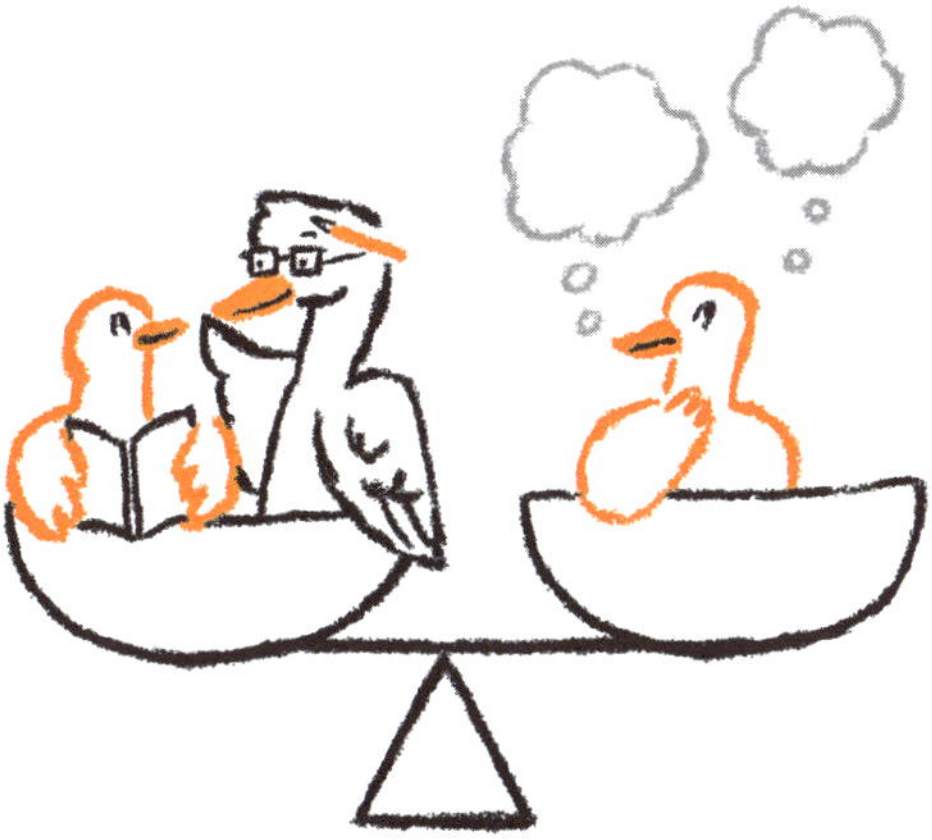

豆知識

人や本などから知識を身に付けることと、自分の頭で考えることの両方の大切さを説いています。自分で考えることが少ないと身にならず、人から学ばないと考えが偏《かたよ》って危険である、ということを意味しています。

遅口　1/4倍速　1/2倍速　0　2倍速　3倍速　早口

読んだらチェック!

ことば 80

進《すす》まざる者《もの》は必《かなら》ず退《しりぞ》き、
退《しりぞ》かざる者《もの》は必《かなら》ず進《すす》む。
進《すす》まず退《しりぞ》かずして
猪滞《ちょたい》する者《もの》は
あるべからざるの理《ことわり》なり

出典　福沢諭吉『学問のすゝめ』より

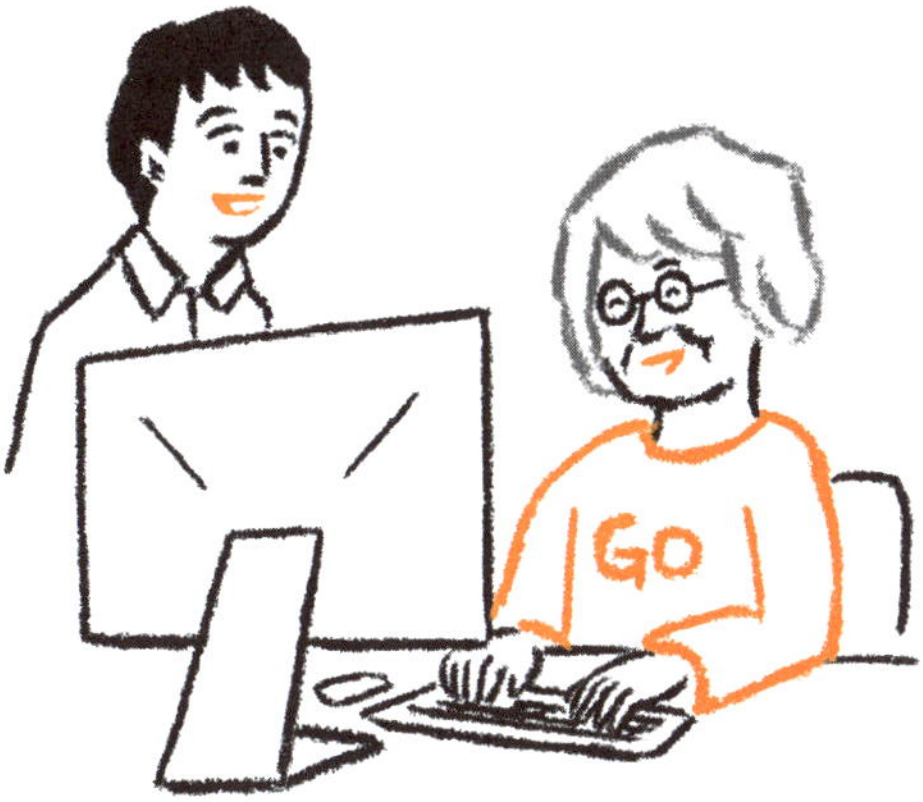

豆知識

幕末から明治時代に活躍した思想家の福沢諭吉のことばです。変化の多い世の中で進むことをやめてしまうと、相対的に自分は後退してしまうことを警告しています。何歳になっても「現状維持」ではなく、「前進」を意識しましょう。

ことば 81

私《わたし》は今日一日《きょういちにち》だけの
安楽《あんらく》にふけって
百年後《ひゃくねんご》の憂《うれ》えを
考《かんが》えないものではない

出典 樋口一葉『樋口一葉日記』より

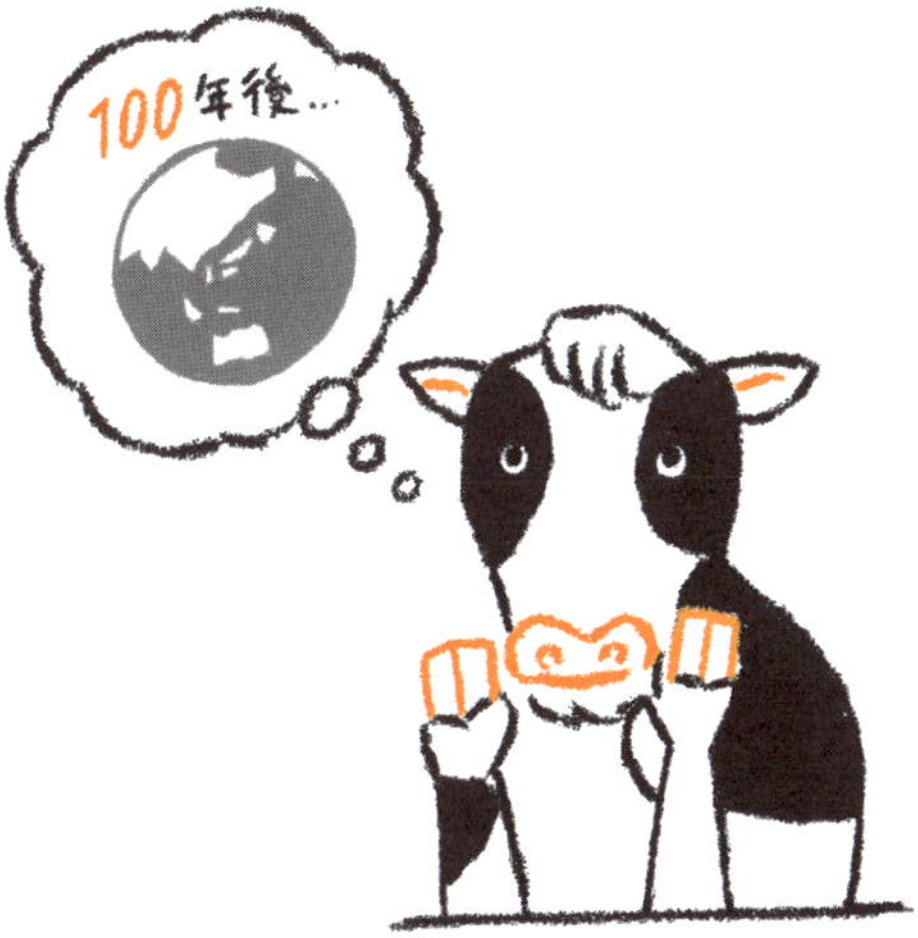

豆知識

『たけくらべ』や『にごりえ』などの作品を残した樋口一葉。父の病死により、樋口一葉は17歳で母と妹を支える一家の大黒柱になりました。24年間の短い生涯の中でも、人生を切り開き未来を見据えたことばには学ぶものが多くあります。

おわりに

早口ことば・遅口ことばで湧き上がる脳のエネルギー

60歳を超えると、親や祖父母のありがたさを毎日ひしひしと感じるようになります。自分と親の年齢差は24歳、祖父母とは50歳。私が10歳のときに、祖父母は60歳でした。思い返せば、幼きころ、祖父母から出てきた愛のあることばはみな、ゆっくりとした「遅口ことば」でした。実家は佐渡弥彦米山国定公園内にある新潟県の寺泊野積にあり、田舎の人々は「遅口ことば」です。民謡や昭和歌謡はみな「遅口ことば」。「早口ことば」は若者の風情があります。

よくよく考えると、赤ちゃんに対しては皆が「遅口ことば」で話しかけます。ゆっくり話せば、わかりやすいということを多くの人が体感しています。皇室の方々は「遅口ことば」。その代表的な終戦を告げる玉音放送「堪えがたきを堪え、忍びがたきを忍び」は、究極の「遅口ことば」です。

にもかかわらず、人はなぜ、早口ことばを目指すのか。

例えば、テレビの宣伝文句は、ほとんどが早口ことば気味です。決まった時間内で、早口に言えば、より多くの情報を発信できます。さらに、情報量だけでなく、「何事も速ければすごい、賢い、優れている」という思い込みがあるのだと理解しています。

本書に書きましたように、**「早口ことば」と「遅口ことば」の脳回路はまったく違うのです。**「早口ことば」に「遅口ことば」を取り入れることで、数秒で、非日常の時間を脳に作り出すことができます。

やるべきことをすばやくするのは「作業」です。しかし、わかりきった、決まった作業はＡＩに取って代わられていく時代です。当たり前の日常から当たり前でない気付きこそが求められる時代になっています。

すなわち、「創造（クリエイション）」こそが求められる脳の使い方！

一生涯、自分のことばで人生を歩むためにも、**「早口ことば・遅口ことば脳活性法」**を身に付けて、この本から座右の銘を選びつつ、人生を楽しんでほしいと願っています。お口を動かすことで脳の中に湧き上がるエネルギーを感じることができるはずです。

脳内科医／「脳の学校」代表　加藤俊徳

ブックデザイン	ブックウォール
本文DTP	藤田ひかる（ユニオンワークス）
イラスト	あべさん（P28〜53、P84〜109）
	たつみなつこ（P23、P56〜81、P112〜139）
編集	田中早紀

加藤俊徳（かとう・としのり）

脳内科医、医学博士。加藤プラチナクリニック院長。株式会社脳の学校代表。

昭和大学客員教授。脳科学・MRI脳画像診断の専門家。

「脳番地トレーニング」「脳活性助詞強調おんどく法」を開発・普及。子ども時代から音読困難症に悩み、試行錯誤の結果、「助詞を強調して読むことで文章が記憶できる」という確信を得る。『頭がよくなる！ はじめての寝るまえ１分おんどく』（西東社）、『かしこい脳が育つ！ 1話5分 おんどく』シリーズ（１～６年生／世界文化社）、『１日１文読むだけで記憶力が上がる！ おとなの音読』（きずな出版）など、脳活性助詞強調おんどく法を組み込んだ著書・監修書は、累計60万部を超えるベストセラーとなる。他の著書に『一生頭がよくなり続ける もっとすごい脳の使い方』（サンマーク出版）、『老害脳』（ディスカヴァー携書）など多数。

1995年から2001年まで米ミネソタ大学放射線科でアルツハイマー病やMRI脳画像の研究に従事。現在、加藤式MRI脳画像診断法（脳相および脳個性診断）を用いて、小児から超高齢者まで１万人以上を診断・治療。脳の成長段階、強み弱みを診断し、学習指導、適職相談など、薬だけに頼らない治療を行う。

加藤式MRI脳画像診断をご希望の方は、以下のサイトをご覧ください。

[加藤プラチナクリニック公式サイト]

https://nobanchi.com

＊「脳番地」（商標登録第5056139 ／第5264859）、
「強調音読」（商標登録第6695465）はいずれも脳の学校の登録商標です

脳がみるみる元気になる
早口ことば 遅口ことば

2025年3月27日　第1刷発行

著　者　　加藤俊徳
発行人　　関川 誠
発行所　　株式会社宝島社
〒102-8388
東京都千代田区一番町25番地
電話：営業　03-3234-4621
編集　03-3239-0646
https://tkj.jp
印刷・製本　サンケイ総合印刷株式会社

Printed in Japan
ISBN 978-4-299-06576-6